Collection dirigée par
Patrick REFALO et Remi REMONDIERE

• **AIDE-SOIGNANT**
• **AUXILIAIRE DE PUÉRICULTURE**

PRÉPARATION AUX ÉPREUVES ÉCRITES ET ORALES

Nathalie BAUDIN
Professeur agrégée
de Sciences de la Vie

Véronique LAFORGE
Professeur agrégée
de Sciences de la Vie

Patrick REFALO
Professeur en Santé publique
et Sciences sociales
Chef de mission ASE

Remi REMONDIÈRE
Professeur en Santé publique
et Sciences sociales
Docteur en Sciences sociales

ellipses

dans la collection IDÉE-CLIC

Concours paramédicaux et sociaux

- **Culture générale**, Patrick Refalo, Remi Remondière
- **QCM de culture générale**, Fabienne Remondière, Remi Remondière
- **Tests psychotechniques**, Luciano Gossy

Concours d'aide-soignant et d'auxiliaire de puériculture (AS/AP)

- **L'épreuve écrite de Biologie, Nutrition, Alimentation**, Nathalie Baudin, Véronique Laforge
- **Préparation aux épreuves écrites et orales**, Nathalie Baudin, Véronique Laforge, Patrick Refalo, Remi Remondière

Concours d'aide-soignant, d'auxiliaire de puériculture et d'aide médico-psychologique (AS/AP/AMP)

- **L'épreuve orale de Culture générale**, Remi Remondière, Patrick Refalo

Concours de secrétaire médical, secrétaire médico-social et secrétaire administratif des affaires sanitaires et sociales

- **Préparation aux épreuves**, Valérie Balland, Catherine Ponsonnet, Patrick Refalo, Remi Remondière

Concours d'éducateur et d'assistant de service social

- **Préparation aux épreuves**, Valérie Balland

ISBN 2-7298-2157-0

www.editions-ellipses.fr

AVANT-PROPOS

Cet ouvrage permet de préparer les épreuves écrite et orale des concours d'aide-soignant et d'auxiliaire de puériculture.

Une première partie de l'ouvrage est consacrée à l'épreuve écrite de biologie et la seconde à l'épreuve orale d'entretien. Les sujets proposés sont tous tirés d'annales de concours, et ont été sélectionnés par les auteurs en fonction de leur caractère récurrent et des grandes orientations sociales de notre époque. Le candidat trouvera aussi des informations pratiques comme les conditions d'accès aux épreuves, le programme d'étude en biologie, la grille d'évaluation pour l'épreuve orale ou encore une méthodologie et des conseils très pratiques qui lui permettront de se présenter aux concours dans les meilleures dispositions possibles. Pour la partie orale, les corrigés ne sont pas de simples réponses, inexploitables dans un contexte différents et subjectives ; elle permettent de cerner une question grâce à une méthode simple et utilisable pour toutes les questions.

Rédigé par des professeurs, formateurs en IFSI et professionnels du milieu médico-social, cet ouvrage très complet est un outil indispensable pour envisager le succès au concours.

Les auteurs

Sommaire

Epreuve écrite de biologie

1

➢ Conditions d'accès au concours

Avoir 17 ans au 31 décembre de l'année des épreuves de sélection.

Etre titulaire des titres ou diplômes suivants :

- Diplôme national du brevet ;
- Certificat d'aptitude professionnelle Petite Enfance ;
- Attestation de suivi de scolarité dans une classe de première préparant le baccalauréat ;
- Titre ou diplôme du secteur sanitaire et social homologué au minimum au niveau V.

➢ L'épreuve écrite de sélection

L'épreuve d'admissibilité est écrite et anonyme.

Elle est d'une durée de deux heures.

Elle est notée sur 20 points.

Elle porte sur le programme de biologie humaine, nutrition et alimentation du brevet d'études professionnelles carrières sanitaires et sociales.

Elle permet d'apprécier les connaissances du candidat, sa faculté de compréhension et de réflexion et sa capacité à s'exprimer par écrit.

➢ Programme d'étude

1. ORGANISATION GÉNÉRALE DE L' ETRE HUMAIN

1. Les constituants de la matière vivante
2. Les niveaux d'organisation
   - La cellule
   - Les tissus
   - Les organes
   - Les appareils

2. LA PEAU ET SES FONCTIONS

1. Structure
2. Rôles
3. Altérations de la peau

3. FONCTIONS DE RELATION

1. Systèmes nerveux : fonctions motrices et sensorielles
   - Organisation du système nerveux
   - Activité, réflexe, activité volontaire
   - Activité volontaire
   - Activité sensorielle

La vision : anatomie de l'œil, perception et transmission des images, l'audition : anatomie de l'oreille, perception et transmission des sons, la perception tactile.

   - Hygiène, prévention, dysfonctionnements

Sommeil, altération de la fonction sensorielle, modifications du comportement

2. Système locomoteur et locomotion

  - Organisation générale de l'appareil locomoteur
  - Les os : structure, types
  - Les muscles : structure, types, propriétés
  - Les articulations : structure, types
  - Etude des mouvements

L'étude d'un mouvement, l'étude de la marche

  - Croissance de l'appareil locomoteur

Mécanismes de la croissance osseuse, indices de croissance de l'appareil locomoteur, mesures de croissance (courbes staturales et pondérales, périmètre crânien, facteurs de croissance, troubles de la croissance.

  - Hygiène, prévention, dysfonctionnements

4. FONCTIONS DE NUTRITION

1. Appareil circulatoire et circulation

  - Le sang et la lymphe

Composition, rôle des principaux constituants

  - La circulation sanguine

Anatomie du cœur et des vaisseaux, rôle du cœur et des vaisseaux sanguins

  - La circulation lymphatique
  - Hygiène, prévention, dysfonctionnements

Les maladies cardio-vasculaires, les hémorragies

2. Appareil digestif et digestion

  - Anatomie de l'appareil digestif
  - Phénomènes mécaniques de la digestion
  - Phénomènes chimiques de la digestion

- L'absorption intestinale
- Hygiène

L'hygiène bucco-dentaire, l'hygiène de la digestion, dys-fonctionnements

3. Appareil excréteur et excrétion
   - Organisation générale de l'appareil excréteur urinaire
   - Néphron
   - Hygiène, prévention, dysfonctionnements

Les infections urinaires, l'incontinence urinaire

4. Appareil respiratoire et respiration
   - Organisation générale de l'appareil respiratoire
   - Mécanique ventilatoire.
   - Echanges gazeux au niveau des poumons et au niveau des tissus
   - Hygiène, prévention, dysfonctionnements

Affections et maladies de l'appareil respiratoire (rhinopharyngite, bronchite chronique, asthme...), asphyxies

5. FONCTION DE REPRODUCTION

1. Les appareils génitaux
2. Organisation générale
3. Les gonades : structure, fonctionnement
4. Les gamètes
5. La fécondation
6. La gestation
7. Maîtrise de la reproduction

Contraception, stérilité et procréation médicalement assistée

8. Hygiène, prévention, dysfonctionnements
    - Maladies sexuellement transmissibles

6. MAINTIEN DE L' INTEGRITE DE L'ORGANISME

1. Système endocrinien et régulation de la composition du milieu intérieur
    - Régulation de la glycémie
2. Système immunitaire et résistance à l'infection microbienne
    - Immunité non spécifique

Barrière cutanéo-muqueuse, réaction inflammatoire

- Immunité spécifique

Immunité humorale, immunité cellulaire

- Vaccination et sérothérapie

7. NOTIONS DE PHARMACOLOGIE

1. Définition du médicament
2. Composition
3. Voies d'administration
4. Formes galéniques destinées
    - à l'administration orale
    - à la voie parentérale
    - à la voie transmucosale
    - à la voie cutanée
5. Devenir du médicament

8. ALIMENTATION

1. Nature et rôles des constituants alimentaires
2. Etude des aliments
3. Les besoins nutritionnels et apports recommandés

4.

5. L'alimentation rationnelle

   - L'alimentation de l'enfant
   - L'alimentation de l'adulte
   - Les principaux régimes alimentaires

➢ Conseils de méthode

- Avant l'épreuve

Vous devez vous présenter à l'épreuve en maîtrisant les notions essentielles relatives à chaque partie du programme ainsi que les légendes des principaux schémas (différents systèmes, la cellule, la révolution cardiaque...).

La mémorisation des notions et des légendes peut se révéler ardue, aussi est-il utile de se préparer progressivement. Il est toujours nécessaire d'oublier ce que l'on vient d'apprendre pour l'apprendre de nouveau et le fixer plus définitivement. Bien se préparer à l'épreuve ne peut pas prendre quelques jours.

La réalisation de fiches récapitulatives et synthétiques peut s'avérer profitable : d'une part, elle permet de faire le tri entre l'essentiel et l'anecdotique et d'autre part elle permet de se constituer un outil facile d'accès sur lequel le retour est possible à tout moment et en toute situation.

La copie des schémas et de leurs légendes offre le double avantage de faciliter la mémorisation et de fixer l'orthographe du vocabulaire scientifique. Afin de mieux retenir la signification des termes souvent difficiles, il est utile de connaître quelques racines de terminologie (voir *L'épreuve écrite d'admissibilité, Biologie, Nutrition, Alimentation,* N. BAUDIN/ V. LAFORGE, concours AS/AP, Idée Clic, Ellipses, 2003).

L'épreuve écrite peut porter sur n'importe quelle partie du programme. Faire une impasse revient à prendre le risque de ne pas être en mesure de répondre à une des questions voire à un ensemble de questions ; en effet beaucoup de sujets s'organisent autour d'un nombrer restreint de chapitres.

- Durant l'épreuve

Commencez par ce que vous savez : vous pourrez alors mieux gérer votre temps pour les questions qui vous semblent plus difficiles.

Rédigez clairement : faites des phrases simples en maîtrisant la syntaxe et l'orthographe.

Justifiez toujours vos calculs en posant les opérations.

Organisez bien les deux heures dont vous disposez pour l'épreuve. Selon les sujets, la différence de nombre et de longueur des exercices peut aller du simple au double pour la même durée totale !

En général, le barème de chaque question est indiqué. Ne passez pas trop de temps sur une question à un point au détriment de questions à trois ou quatre points.

Si vous avez un doute pour une question ou une légende d'un schéma, ne restez pas bloqué mais indiquez votre réponse au crayon et revenez-y plus tard.

Il est inutile de terminer avant l'heure. Prenez votre temps et relisez vos réponses si il vous reste quelques minutes.

➢ Sujets corrigés

SUJET 1

La présentation et l'orthographe sont prises en compte dans l'évaluation de la copie. Le non-respect des consignes peut entraîner une pénalité allant jusqu'à moins 2 points.

ANATOMIE – PHYSIOLOGIE

Question n°1 : (1,5 point)

Comparaison de la composition du sang et de l'urine

Eléments	Plasma (en g/L)	Urine (en g/L)
Eau	910	950
Protéines	70	0
Lipides	3	0
Glucose	1	0
Chlore	3,7	6
Sodium	3,2	5
Potassium	0,2	1,5
Urée	0,3	20
Acide urique	0,03	0,5
Créatinine	0,01	1
Acide hippurique	0	2
Ammoniaque	0	0,7

En vous aidant du document sur la comparaison du sang et de l'urine :

a) Citer les éléments présents à la fois dans l'urine et dans le plasma.

b) Citer les éléments qui ne sont présents que dans le sang.

c) Citer les éléments qui ne sont présents que dans l'urine.

d) Quelle est la fonction essentielle du rein ?

Question n°2 : (2 points) (-0,25 point par erreur ou omission)

Annoter le schéma en reportant sur votre copie le numéro et la réponse correspondante.

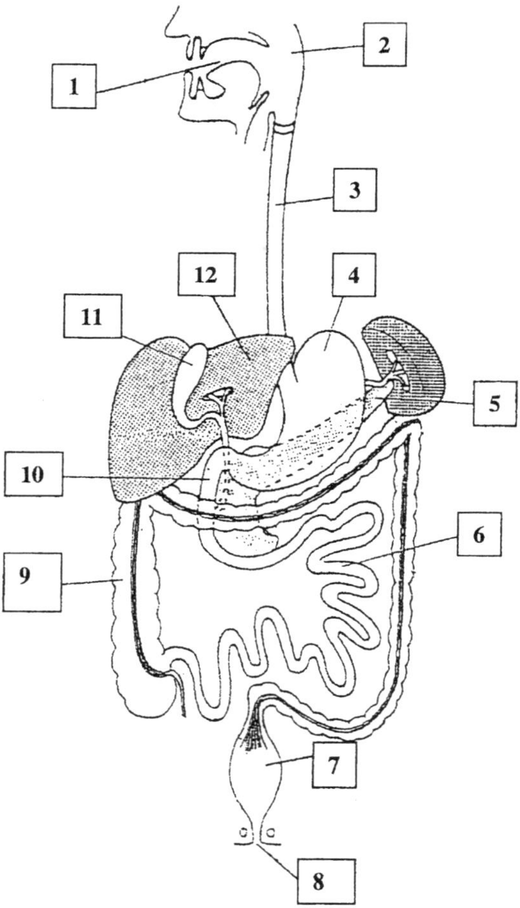

Question n°3 : (2,25 points)

a) Citer les différentes dents et leurs fonctions respectives. (1 point)

b) Quels sont les phénomènes mécaniques de la digestion ? (1,25 point)

Question n°4 : (1,25 point)

Lorsqu'un germe pénètre dans l'organisme d'une personne, il se produit une réaction cellulaire. Citer et expliquer cette réaction.

Question n°5 : (2,5 points)

Citer et expliquer les trois temps de la révolution cardiaque.

NUTRITION

Question n°6 : (2,5 points)

a) Définir la ration alimentaire. (1 point)

b) Citer 4 éléments qui entrent dans la composition de la ration alimentaire. (1 point)

c) Citer 4 types d'aliments particulièrement riches en protides. (0,5 point)

APTITUDE NUMERIQUE

Question n°7 :

Monsieur X dépose un chèque de 1394 euros sur son compte chèque. Il retire immédiatement 2/5 du montant de ce chèque pour acheter un meuble. Il demande que l'on place les 2/3 de la somme restante sur son Codevi.

Combien reste-t-il ensuite sur son compte chèque ?

Détailler les calculs.

EXPRESSION - REFLEXION

Question n°8 :

Les vacances scolaires sont terminées ; Paul, 9 ans, a repris l'école. Lundi soir à 20H30, il s'installe devant la télévision dans l'attente du film policier qui va passer dans quelques instants.

Sa mère, Madame B lui demande d'aller se coucher. Paul proteste.

En 10 à 15 lignes imaginer les arguments que Madame B donnera à son fils pour lui expliquer sa décision.

Correction Sujet 1

ANATOMIE – PHYSIOLOGIE

Q1 :

a) Les éléments présents à la fois dans le sang et dans l'urine sont : l'eau, le chlore, le sodium, le potassium, l'urée, l'acide urique et la créatinine.

b) Les éléments présents exclusivement dans le sang sont : les protéines, les lipides, et le glucose.

c) Les éléments présents exclusivement dans l'urine sont : l'acide hippurique et l'ammoniaque.

d) La fonction essentielle du rein est l'épuration du sang. Le rein fabrique l'urine en débarrassant le sang des déchets et des produits toxiques qu'il renferme.

Q2 :

1/Cavité buccale – 2/Pharynx – 3/Œsophage – 4/Estomac – 5/Pancréas – 6/Intestin grêle – 7/Rectum – 8/Anus – 9/Colon – 10/Duodénum – 11/Vésicule biliaire – 12/Foie

Q3 :

a) Les différentes dents sont : les incisives qui coupent, les canines qui déchirent et percent, et les pré-molaires et les molaires qui écrasent et broient.

b) Dans la bouche, les dents réalisent la mastication, il se forme un amas pâteux, le bol alimentaire. Puis dans l'estomac la contraction des muscles gastriques permet le pétrissage (malaxage et fragmentation des aliments), il se forme une bouillie épaisse, le chyme. Dans l'intestin grêle, les muscles intestinaux poursuivent le pétrissage et génèrent le brassage.

Q4 :

La réaction produite par l'organisme à l'entrée d'un germe est l'inflammation. Elle met en jeu des cellules au cours de **la phagocytose** : les macrophages arrivent sur le lieu de l'infection par le flux sanguin, ils traversent la membrane capillaire par diapédèse, fixent le germe et se déforment pour englober le microbe. Les macrophages détruisent les agents infectant en les digérant.

Q5 :

Diastole générale : temps durant lequel le cœur est relâché, les valves auriculo-ventriculaires sont ouvertes et les valves artérielles sont fermées. Le sang remplit les ventricules.

Systole auriculaire : temps durant lequel les oreillettes se contractent, permettant l'achèvement du remplissage ventriculaire et les valves auriculo-ventriculaires finissent par se fermer.

Systole ventriculaire : temps durant lequel les ventricules se contractent, ce qui à pour effet d'ouvrir les valvules artérielles et d'éjecter le sang dans les artères.

NUTRITION

Q6 :

a) **La ration alimentaire journalière** est la quantité d'aliments nécessaires à l'organisme pour assurer son bon fonctionnement quotidien.

b) **Eau, lipides, protides et glucides** doivent entrer dans la constitution de la ration alimentaire.

c) **Les viandes, les poissons, les œufs et le lait** sont particulièrement riches en protides.

APTITUDE NUMERIQUE

Q7 :

Montant du retrait nécessaire à l'achat du meuble :

1394 x 2/5 = 2788/5 = 557,60 euros

Montant de la somme restante :

1394 – 557,60 = 836,40 euros

Montant du placement sur le Codevi :

836,40 x 2/3 = 557,60 euros

Montant de la **somme restante finale sur le compte chèque** :

836,40 – 557, 60 = **278,80 euros**

Q8 :

Paul est un enfant allant à l'école, il lui faut donc se lever au moins une heure avant de partir de façon à pouvoir **prendre le temps de déjeuner, de se laver et de se brosser les dents**.

En admettant qu'il débute sa journée scolaire à 9 heures et que son trajet est de quinze minutes, il lui faut se lever à 7 heures 45.

Un enfant de 9 ans ayant besoin de onze heures de sommeil minimum, Paul doit se coucher au plus tard à 20 heures 45. Le film débutant à 20 heures 30, il ne peut le regarder d'autant plus qu'il doit **se brosser les dents avant le coucher**.

De plus le film que Paul se proposait de regarder est un film policier pouvant renfermer des **scènes violentes**. Le **stress** que de telles scènes génèrent **peut favoriser des désordres**

psychologiques. Particulièrement avant le coucher, elles peuvent occasionner l'apparition **d'insomnies et de cauchemars**.

Aussi afin de **bénéficier d'un sommeil suffisant et de qualité nécessaire au repos d'un enfant de son âge**, Paul ne peut regarder ce film policier.

SUJET 2

Question n°1 : (2 points)

Donnez la définition des termes suivants :

ENDOGENE :

SEROTHERAPIE :

CONTRACEPTION :

BACTERIE :

Question n°2 : (2 points)

Donnez 4 fonctions de la peau.

Question n°3 : (1.5 point)

Complétez les espaces par le mot approprié :

Le sang est constitué d'éléments figurés et du ....

Les globules rouges appelés aussi .... contiennent un pigment rouge nommé..............

Les globules blancs ou..............sont des acteurs essentiels de ....

Les plaquettes interviennent dans ....

Question n°4 : (1 point)

Un produit de nettoyage est conditionné en bidon. Il doit être dilué avant emploi à raison de 5 volumes d'eau pour un volume de produit.

1) Combien de litres d'eau doit-on ajouter à 1.5 litre de ce produit pour obtenir une solution prête à l'emploi ?
2) Combien de litres d'eau et de litres de ce produit faut-il mélanger pour préparer 12 litres de solution nettoyante prête à l'emploi ?

Question n°5 : (2 points)

COCHEZ LA BONNE REPONSE	VRAI	FAUX
La capacité physiologique de la vessie est de 100 ml.		
Le poumon droit est divisé en 3 lobes.		
L'abduction est le mouvement qui éloigne le bras du corps.		
La vitamine C est une vitamine liposoluble.		
L' ADN est le support de l'hérédité.		
Le myocarde est un muscle lisse.		
La kératine est une couche de la peau.		
La rétine est la membrane qui entoure le poumon.		

Question n°6 : (4 points)

Donnez 4 domaines d'hygiène de vie pour éviter les maladies cardio-vasculaires.

Question n°7 : (3 points)

Indiquez la bonne réponse en entourant la lettre A, B, ou C.

1. La vaccination produit :
   A. une immunité acquise, active et artificielle
   B. une immunité acquise, active et naturelle
   C. une immunité acquise et passive

2. La diastole est :
   - A. la contraction des ventricules
   - B. un temps de repos
   - C. la contraction des oreillettes
3. Le rôle principal des glucides est :
   - A. la production d'énergie
   - B. la construction cellulaire
   - C. la reproduction cellulaire
4. La bile, dans l'intervalle des repas, est stockée dans :
   - A. la vésicule séminale
   - B. la vésicule biliaire
   - C. la vésicule vestibulaire
5. Le sang qui sort du ventricule droit du cœur se rend :
   - A. aux poumons
   - B. dans l'aorte
   - C. dans l'oreillette droite
6. Le muscle inspirateur le plus important est :
   - A. le deltoïde
   - B. le grand dentelé
   - C. le diaphragme

Question n°8 : (2.5 points)

Donnez un titre et légendez le schéma suivant à l'aide des chiffres.

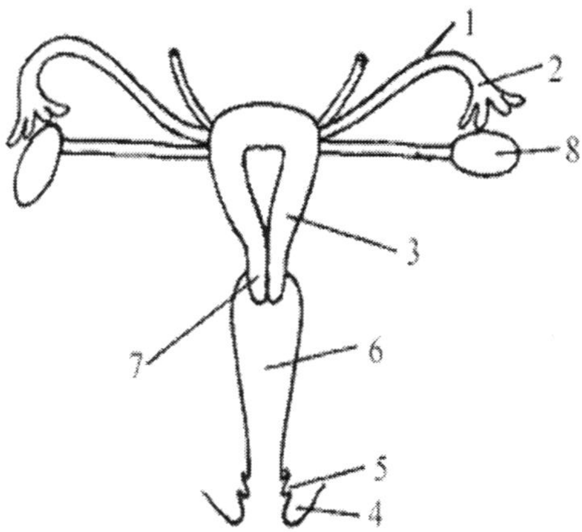

Correction sujet 2

Q1 :

Endogène : qui provient de l'intérieur de l'organisme.

Sérothérapie : injection d'un sérum renfermant des anticorps spécifiques.

Contraception : ensemble des méthodes visant à éviter de façon réversible et temporaire la fécondation.

Bactérie : micro-organisme unicellulaire ne possédant pas de noyau mais une information génétique libre dans le cytoplasme.

Q2 :

La **peau** a une fonction **sensorielle**, de **protection**, de **régulation de la température corporelle**, de **synthèse de la vitamine D** et d'**excrétion** .

Q3 :

Le sang est constitué d'éléments figurés et du **plasma**.

Les globules rouges appelés aussi **hématies** contiennent un pigment rouge nommé **hémoglobine**.

Les globules blancs ou **leucocytes** sont des acteurs essentiels de **l'immunité**.

Les plaquettes interviennent dans **la coagulation**.

Q4 :

1) Il faut 5 fois plus d'eau que de produit soit 1.5 X 5 = **7.5 litres d'eau**.

2) Dans 12 litres de solution prête à l'emploi, il y a 5 volumes d'eau et un volume de produit de nettoyage. Un volume de produit correspond à : 12 : 6 = **2 litres de produit de nettoyage.** La solution renfermera donc **pour 10 litres d'eau, 2 litres de produit de nettoyage**.

Q5 :

COCHEZ LA BONNE REPONSE	VRAI	FAUX
La capacité physiologique de la vessie est de 100 ml.		X
Le poumon droit est divisé en 3 lobes.	X	
L'abduction est le mouvement qui éloigne le bras du corps.	X	
La vitamine C est une vitamine liposoluble.		X
L' ADN est le support de l'hérédité.	X	
Le myocarde est un muscle lisse.		X
La kératine est une couche de la peau.		X
La rétine est la membrane qui entoure le poumon.		X

Q6 :

Domaines d'hygiène de vie :

- Avoir une alimentation équilibrée
- Faire du sport
- Ne pas boire
- Ne pas fumer

Q7 :

1. La vaccination produit une **immunité acquise et passive**.
2. La diastole est **un temps de repos**.
3. Le rôle principal des glucides est **la production d'énergie**.
4. La bile dans l'intervalle des repas est stockée dans **la vésicule biliaire**.
5. Le sang qui sort du ventricule droit du cœur **se rend aux poumons**.
6. Le muscle inspirateur le plus important est **le diaphragme**.

Q8 :

Titre du schéma : l'appareil reproducteur féminin

Légendes :

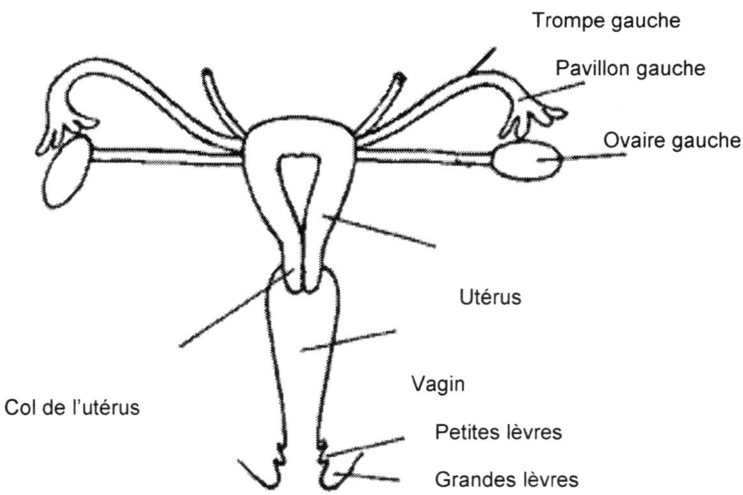

SUJET 3

Question n°1 : (6 points)

Sachant que la pollution atmosphérique est mauvaise pour la santé, vous rédigerez un texte pour expliquer les effets de la pollution de l'air sur l'organisme. (*Le texte sera limité à 15 à 20 lignes, les mots importants seront soulignés. La clarté de l'expression et la qualité de l'orthographe seront prises en compte*).

Question n°2 : (2 points)

Donnez la définition du mot suivant : **Immunité**

Question n°3 : (4 points)

Sachant que les aliments d'un même groupe peuvent se substituer les uns aux autres dans une certaine mesure, vous allez déterminer pour les quantités d'aliments suivants, les équivalents en protéines et en calcium. Les calculs se feront à partir des informations données dans le tableau n°1 et seront présentés dans le tableau n°2 que vous aurez recopié et que vous complèterez.

TABLEAU N°1 – EQUIVALENTS PROTIDIQUES ET CALCIQUES

Equivalent en calcium	Equivalent protidique
2 yaourts de 12 centilitres	50 g de camembert
300 g de fromage blanc	50 g de poisson
80 g de camembert	50 g de viande
45 g de cantal	35 g de gruyère
30 g de gruyère	1 œuf
2000 g de tomates	
1200 g de pain	
300 g de légumes secs	
150 g d'œuf	
3000 g de bœuf	

TABLEAU N°2 – A RECOPIER ET A COMPLETER

Aliments présentés	Equivalent en calcium	Equivalent protidique
0,50 litre de lait	......grammes de camembert	...... grammes de poisson
...... litre de lait	180 grammes de cantal	...... grammes de gruyère
1 litre de lait	......grammes de fromage blanc	...... grammes de viande

Des calculs clairs, précis et commentés devront accompagner la réponse chiffrée.

Question n°4 : (5 points)

A partir du schéma du cœur, reportez sur votre copie par ordre croissant les légendes.

Au-delà de 5 erreurs ou absence de réponse la question sera considérée comme totalement fausse.

Le n°11 vous est donné pour exemple.

N°1	N°9
N°2	N°10
N°3	N°11 Cordage tendineux
N°4	N°12
N°5	N°13
N°6	N°14
N°7	N°15
N°8	N°16

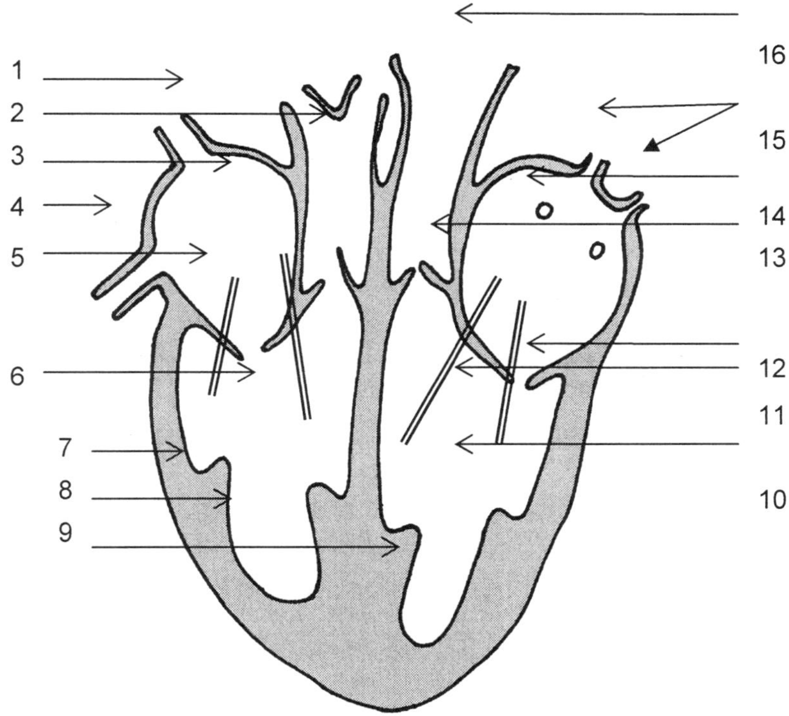

7/8/9 : constituants de la paroi cardiaque

Question n°5 : (3 points)

1) Choisir parmi les organes suivants ceux qui appartiennent à l'appareil respiratoire et qui sont traversés par l'air.

- Fosses nasales
- Diaphragme
- Bronches
- Oreilles
- Trachée artère
- Estomac
- Bronchioles
- Alvéoles pulmonaires

- Pharynx

2) Classez les différents organes dans l'ordre de leur traversée par l'air durant une inspiration.

3) Expliquez à quoi correspond le volume résiduel.

Correction sujet 3

Q1 :

L'air est indispensable à la vie, mais il peut avoir des effets nocifs si sa qualité est mauvaise. A ce titre la pollution atmosphérique constitue un danger pour la santé.

Les agents polluants sont de deux types, chimiques ou particulaires.

L'ozone, des monoxydes d'azote et de carbone et les composés organiques volatils sont des exemples de polluants chimiques. Ils proviennent des industries, de la combustion incomplète des carburants utilisés par les véhicules ou des traitements chimiques agricoles.

Les particules véhiculées par l'air proviennent elles aussi des industries, des véhicules mais aussi du chauffage et de l'incinération.

Bien que le contact avec les polluants se fasse au niveau de la conjonctive oculaire, de la muqueuse nasale et accessoirement de la peau, la pénétration des polluants dans l'organisme est essentiellement respiratoire : c'est au niveau des organes respiratoires que les effets sont les plus grands.

Les polluants peuvent agir

- en induisant une simple gène ;
- en induisant des toux et des spasmes ;
- en provoquant des inflammations des muqueuses : rhinite, bronchite ;
- en altérant la fonction respiratoire et en provoquant une mauvaise oxygénation des tissus ;

- en diminuant chez l'enfant le seuil de sensibilité microbienne, chez l'asthmatique le seuil de sensibilité allergique.

Certaines particules et produits volatils ont par ailleurs des propriétés cancérogènes et sont nocives pour le fœtus.

Les effets de la pollution sur la santé augmentent en fonction de la durée d'exposition aux polluants de l'atmosphère.

Les personnes les plus sensibles, comme les enfants, les personnes âgées, les grands fumeurs, les malades du cœur ou des poumons, sont les plus concernés par la pollution atmosphérique. Pour celles-ci la pollution peut favoriser des maladies, en aggraver certaines, et parfois même précipiter le décès.

Aussi il est important de surveiller la qualité de l'air et de réglementer les rejets de polluants dans l'air.

Q2 :

L'**immunité** est la capacité de l'organisme à résister aux agents (vivants ou non) responsables de maladies.

Q3 :

1) Equivalents en calcium :

0,25 l de lait équivaut à 80 g de camembert

donc

0,5 l = **2** x 0,25 l **de lait** équivaut à **2** x 80 g = **160 g de camembert**

45 g de cantal équivaut à 0,25 l de lait

donc

180 g = **4** x 45 g **de cantal** équivaut à **4** x 0,25 l = **1 l de lait**

0,25 l de lait équivaut à 300 g de fromage blanc

donc :

1 l = **4** x 0,25 l **de lait** équivaut à 4 x 300 g = **1200 g de fromage blanc**

2) Equivalents en protides :

0,25 l de lait équivaut à 50 g de poisson

donc :

0,5 l = **2** x 0,25 l **de lait** équivaut à **2** x 50 g = **100 g de poisson**

Ayant trouvé que 180 g de cantal équivaut à 1 l de lait

et comme

0,25 l de lait équivaut à 35 g de gruyère

donc

1 l = **4** x 0,25 l **de lait** équivaut à **4** x 35 g = **140 g de gruyère**

0,25 l de lait équivaut à 50 g de viande

donc :

1 l = **4** x 0,25 l **de lait** équivaut à **4** x 50 g = **200 g de viande**

Bilan :

Aliments présentés	**Equivalent en calcium**	**Equivalent protidique**
0,50 litre de lait	**160** grammes de camembert	**100** grammes de poisson
1 litre de lait	180 grammes de cantal	**140** grammes de gruyère
1 litre de lait	**1200** grammes de fromage blanc	**200** grammes de viande

Q4 :

N°1 Veine cave supérieure	N°9 Endocarde
N°2 Artère pulmonaire	N°10 Ventricule gauche
N°3 Oreillette droite	N°11 Cordage tendineux
N°4 Veine cave inférieure	N°12 Valvule mitrale
N°5 Valvule tricuspide	N°13 Valvule sigmoïde
N°6 Ventricule droit	N°14 Oreillette gauche
N°7 Péricarde	N°15 Veines pulmonaires
N°8 Myocarde	N°16 Artère aorte

Q5 :

a) Fosses nasales – Bronches – Trachée artère – Bronchioles – Alvéoles pulmonaires – Pharynx

b) Fosses nasales → Pharynx → Trachée → Bronches → Bronchioles → Alvéoles pulmonaires

c) Le volume d'air restant dans les poumons après une expiration forcée, constitue le volume d'air résiduel (1,5 litre).

SUJET 4

Question n°1 : (1 point)

Quel est le nom du sel minéral qui assure la solidité du squelette ?

Question n°2 : (2 points)

Annotez le schéma du membre inférieur.

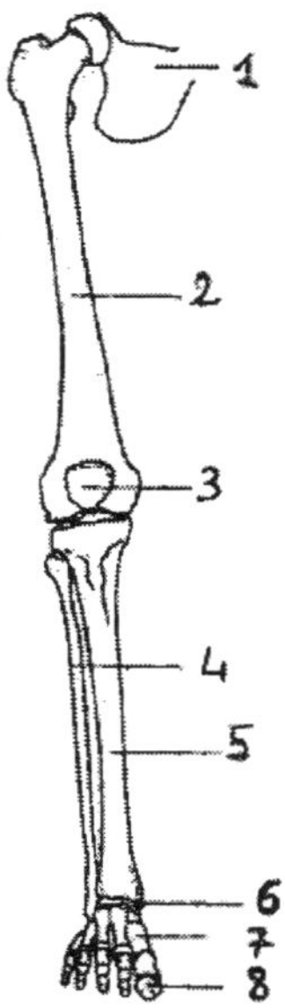

Question n°3 : (2 points)

Observez dans le tableau ci-dessous les apports alimentaires de madame G.

Petit déjeuner	Déjeuner	Dîner
Bol de café	Une assiette de charcuterie	Soupe
¼ de baguette	Steak - frites	Côte de porc + pâtes + beurre
Beurre et confiture	1 yaourt au lait entier	1 pâtisserie

1) Que lui manque-t-il d'essentiel ?

2) Quel type d'aliment devrait-elle manger en plus grande quantité ?

3) Quel est le nutriment apporté en excès ?

Question n°4 : (5 points)

Vous devez faire un exposé sur l'hygiène auprès de vos collègues de classe et vous avez choisi de parler de l'hygiène bucco-dentaire et de l'hygiène des mains dans la vie courante.

1) Proposez à vos camarades 6 conseils d'hygiène.

2) Expliquez à vos camarades pourquoi il est important de se laver les mains. Citez au moins 4 situations où il faut le faire.

Question n°5 : (5 points)

Monsieur Noctambule, 45 ans, cadre commercial vit seul. En entrant chez lui vers 18 heures, pour se détendre il prend un whisky accompagné de chips.

Ne prenant pas toujours le temps de déjeuner le midi, il dîne copieusement. A la fin de son repas, il a l'habitude de boire un café et de revoir ses documents professionnels. Depuis quelques temps, il se couche tard et rencontre des difficultés pour s'endormir.

1) Identifiez 4 erreurs concernant l'hygiène de vie de monsieur Noctambule qui perturbent son sommeil.

2) Proposez 4 conseils pour y remédier.

Question n° 6 : (5 points)

1) Définissez le terme vaccination.

2) Le B.C.G est un vaccin. Que signifie ce sigle ? Contre quelle maladie protège-t-il ? Est-il obligatoire ?

3) Veuillez recopier sur votre copie la ou les affirmations exactes :

A. Il existe un vaccin contre le S.I.D.A.

B. Il existe un vaccin contre la grippe.

C. Il existe un vaccin contre la diphtérie.

D. Le R.O.R est un vaccin contre le rhumatisme articulaire-oreillon-rougeole.

E. Le R.O.R est un vaccin contre rougeole-oreillon-rubéole.

F. Le R.O.R est un vaccin contre rubéole-oreillon-rhinite.

G. Au niveau du sang les globules blancs assurent la défense de l'organisme.

H. Les globules rouges assurent la défense de l'organisme.

I. L'hémoglobine assure la défense de l'organisme.

Correction sujet 4

Q1 :

Le nom du sel minéral qui assure la solidité du squelette est le **calcium**.

Q2 :

Titre : le membre inférieur

1	Bassin	**5**	Tibia
2	Fémur	**6**	Tarses
3	Rotule	**7**	Métatarses
4	Péroné	**8**	Phalanges

Q3 :

1) Il manque de l'**eau**.

2) Madame G devrait manger davantage de **fruits et de légumes**.

3) Les **féculents** et les **lipides** sont apportés en excès.

Q4 :

1) Pour avoir une bonne hygiène il faut :

A. Se brosser les dents 3 fois par jour.

B. Se brosser les dents après les repas.

C. Se brosser les dents pendant au moins 3 minutes.

D. Ne pas casser d'objets durs avec les dents.

E. Ne pas faire subir aux dents de grandes variations de température.

F. Ne pas manger trop de sucreries.

2) Il est important de se laver les mains car sur les mains nous transportons de nombreuses bactéries. Il faut :

A. Se laver les mains avant chaque repas.

B. Se laver les mains après être allé aux toilettes.

C. Se laver les mains après avoir jardiné.

D. Se laver les mains après les repas.

Q5 :

1) Les 4 erreurs concernant l'hygiène de vie de Monsieur Noctambule sont :

- dîner copieusement,

- boire un café le soir,
- prendre de l'alcool,
- se coucher tard.

2) Pour y remédier il devrait :

- déjeuner à midi,
- prendre un dîner plus léger,
- ne pas prendre d'alcool,
- ne pas boire de café tard.

Q6 :

1) **Vaccination** : introduction dans le corps d'une forme non pathogène d'un antigène responsable d'une maladie.

2) B.C.G signifie vaccin **bilié de Calmette et Guérin**. Il protège contre la **tuberculose.** Il est obligatoire pour **les enfants vivant dans un milieu à risque ou en collectivité**.

3) Les affirmations exactes sont :

B. Il existe un vaccin contre la grippe

E. Le R.O.R est un vaccin contre rougeole oreillons rubéole.

G. Au niveau du sang les globules blancs assurent la défense de l'organisme.

SUJET 5

ANATOMIE – PHYSIOLOGIE

A - LA CELLULE

Question n°1 : (2 points)

Chaque phrase ci-dessous décrit une étape de la transmission des chromosomes d'une cellule à l'autre permettant la conservation des informations génétiques.

1Les chromatides de chaque chromosome dupliqué se séparent l'une de l'autre.

2 Les deux cellules formées possèdent le même nombre de chromosomes que la cellule initiale.

3 Au cours de la division cellulaire, les chromosomes apparaissent constitués de deux chromatides.

4 Les chromatides constituent deux lots identiques de chromosomes à chaque pôle de la cellule.

1) En utilisant les chiffres, reclassez ces étapes dans l'ordre de leur déroulement et nommez chaque étape.

2) Quels sont le nom et les caractéristiques de cette division cellulaire ?

Question n°2 : (1,5 point)

1) Combien de chromosomes possède un spermatozoïde ?
2) Combien de chromosomes possède un ovule ?
3) Combien de paires de chromosomes possède la cellule-œuf ?
4) Dans chaque cellule d'un individu,
   - combien de chromosomes proviennent du père ?
   - combien de la mère ?
5) Quel est le gamète qui détermine le sexe de l'enfant ?
6) Combien de chromosome(s) sexuel(s) possède(nt) chaque gamète ?

Question n°3 : (2,5 points)

Le gène responsable de la vision des couleurs est localisé sur le chromosome X. Un garçon ne possède donc qu'un allèle alors qu'une fille en possède deux. La version normale de ce gène (allèle D) est dominant par rapport à la version anormale (allèle d), responsable du daltonisme.

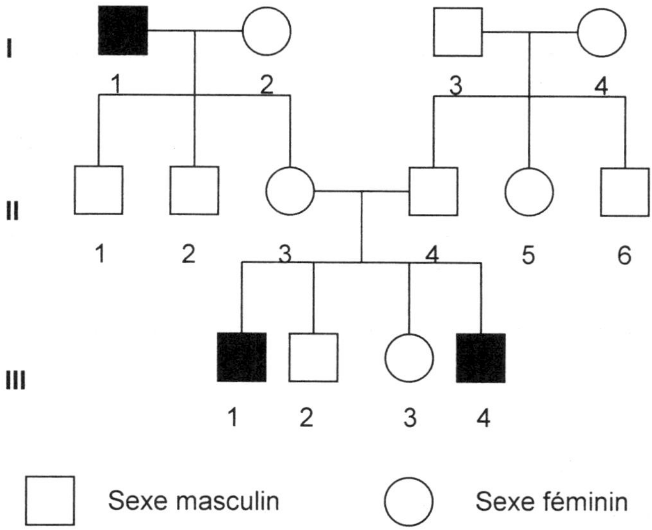

L'arbre généalogique est celui d'une famille dont certains membres, représentés en noir sont daltoniens.

1) Donnez la définition des mots suivants :

Gène – Allèle

2) Dans le cas présenté, quelle personne de la génération II a transmis l'anomalie à certains enfants de la génération III ?

Justifiez votre réponse.

3) Représentez les chromosomes sexuels et indiquez les allèles portés par chacun d'eux pour les individus suivants :

- Génération I, individu 1
- Génération II, individu 3
- Génération II, individu 4

Justifiez votre réponse.

4) Dans la génération suivante (IV), à quelles conditions peut-on envisager la naissance d'une fille daltonienne ? D'un garçon daltonien ?

B – FONCTION DE REPRODUCTION

Question n°4 : (4 points)

1) Complétez le schéma suivant en recopiant les numéros et la légende correspondante.

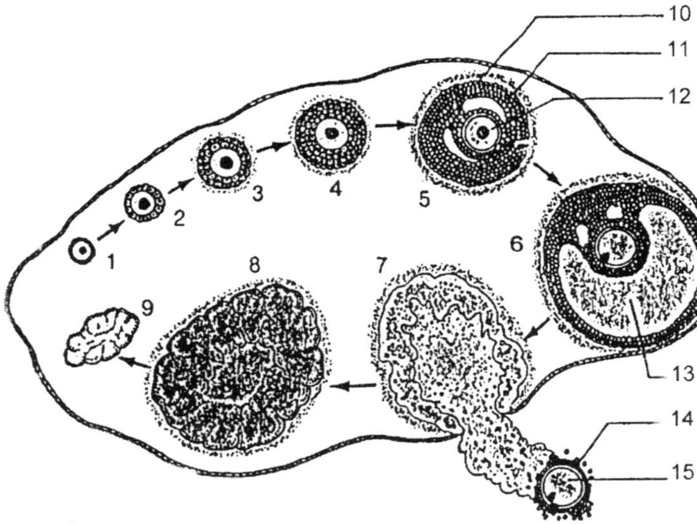

2) Les cycles sexuels féminins :

a) Décrivez le cycle ovarien.

b) Décrivez le cycle utérin.

c) Expliquez ce qui déclenche l'ovulation.

Question n°5 : (1 point)

Deux femmes, Anne et Julie, ont débuté leur cycle menstruel en même temps, le 15 mai.

Anne a un cycle court de 23 jours, Julie un cycle long de 31 jours.

1) Pour chacune d'elles, précisez à quelle date a lieu l'ovulation et la menstruation suivante.

La phase du corps jaune dure 14 jours, quelque soit la durée du cycle.

2) Représentez chaque cycle sur un axe chronologique horizontal sur lequel seront indiquées les menstruations et l'ovulation.

Question n°6 : (2,5 points)

1) Donnez la définition de la contraception.

2) Citez 3 méthodes contraceptives chez la femme et expliquez le rôle de chacune d'elles.

Question n°7 : (1,5 point)

Mère		Fœtus	Conséquences
Oxygène	→		Respiration du fœtus
Eau, sels minéraux	→		Alimentation du fœtus
Glucides, lipides, protides	→		Alimentation du fœtus
	←	Déchets	Elimination
Médicaments	→		Risques variés selon la nature des médicaments
Alcool	→		Risque de retard mental ou de croissance, de malformations
Nicotine du tabac	→		Risque de prématurité

1) A l'aide du tableau ci-dessus, dressez la liste des substances utiles au fœtus qui traversent le placenta et dites comment ces substances sont fournies à l'organisme maternel.

2) Dressez la liste des substances dangereuses qui traversent le placenta. Complétez cette liste.

Quels sont les principaux risques pour le fœtus ?

3) Quelles règles d'hygiène de vie la future maman doit suivre durant sa grossesse ?

Question n°8 : (1 point)

1) Quelle est l'hormone responsable de la sécrétion du lait maternel ?

2) Où a lieu la fécondation ?

3) Qu'est-ce que l'aménorrhée ?

4) Qu'est-ce qu'une césarienne ?

ALIMENTATION

Question n°1 : (2 points)

1) Quels sont les constituants essentiels du lait ?

2) Précisez pour chacun d'eux, leur rôle dans l'organisme.

Question n°2 : (1point)

Indiquez la quantité minimale de lait que doit consommer chaque jour une femme durant sa grossesse.

Question n°3 : (1point)

Citez les aliments équivalents qui peuvent remplacer la ration quotidienne de lait.

Correction sujet 5

ANATOMIE – PHYSIOLOGIE

A – LA CELLULE

Q1 :

1)

3 = Prophase

1 = Début Anaphase

4 = Fin Anaphase

2 = Télophase

2) Cette division cellulaire est **la mitose**. Elle permet de **doubler le nombre de cellules** tout **en conservant les caractéristiques génétiques et chromosomiques** de la cellule mère. Ainsi elle permet **d'assurer la multiplication et le renouvellement cellulaires**.

Q2 :

1) Un **spermatozoïde** humain possède **23 chromosomes** puisqu'il est issu de la méiose qui réduit de moitié le nombre de chromosomes de la cellule-mère, porteuse de 46 chromosomes.

2) Un **ovule** humain possède **23 chromosomes** puisqu'il est issu de la méiose qui réduit de moitié le nombre de chromosomes de la cellule-mère, porteuse de 46 chromosomes.

3) Une **cellule-œuf** possède **23 paires de chromosomes** puisqu'elle est issue de la fécondation qui associe les 23 chromosomes du spermatozoïde aux 23 chromosomes de l'ovule.

4) Dans chaque cellule, **23 chromosomes viennent du père et 23 chromosomes viennent de la mère**.

5) **Le spermatozoïde détermine le sexe de l'enfant** puisque seul le spermatozoïde peut apporter à la cellule-œuf un chromosome X ou un chromosome Y, l'ovule apportant obligatoirement un chromosome X.

6) Chaque gamète possède **un seul chromosome sexuel**.

Q3 :

1)

Gène : séquence d'ADN portée par un chromosome et codant pour une protéine. De l'expression d'un gène dépend la réalisation d'un caractère.

Allèle : version d'un gène.

2) La femme II3 a transmis l'anomalie à certains de ses enfants car elle est la seule dans le couple à avoir pu hériter de ses parents l'allèle responsable de l'anomalie.

3)

Génération I, individu 1 :

C'est un homme, il possède donc un chromosome X et un chromosome Y. Comme il est daltonien, son chromosome X est porteur de l'allèle d

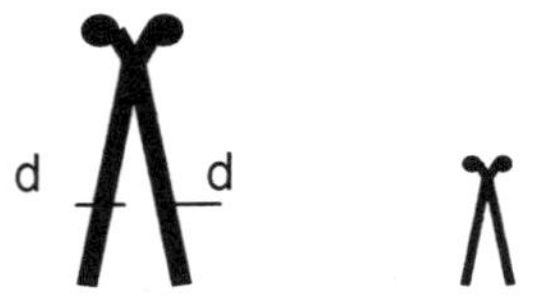

Chromosome X Chromosome Y

Génération II, individu 3 :

C'est une femme, elle possède donc deux chromosomes X. Comme elle n'est pas daltonienne, un de ses chromosomes X est porteur de l'allèle D. Elle a reçu ce chromosome de sa mère. De son père daltonien, elle n'a pu recevoir qu'un chromosome X porteur de l'allèle d.

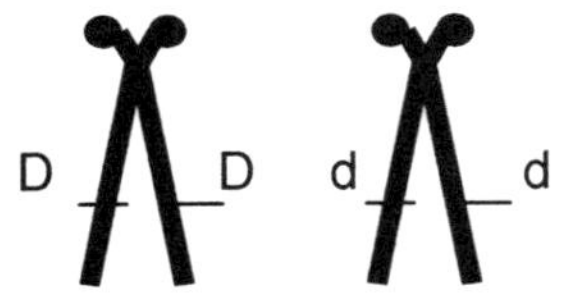

Chromosome X Chromosome X

Génération II, individu 4 :

C'est un homme, il possède donc un chromosome X et un chromosome Y. Comme il n'est pas daltonien, son chromosome X est porteur de l'allèle D

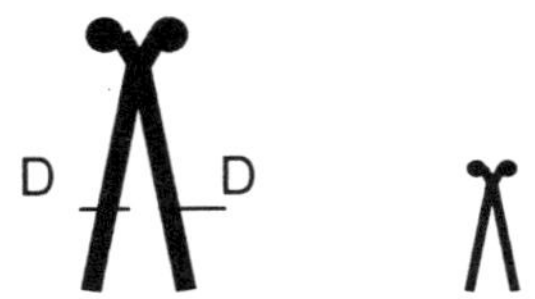

Chromosome X Chromosome Y

4)

Une fille pourra naître daltonienne si les deux parents possèdent et lui transmettent un chromosome X porteur de l'allèle d :

- c'est-à-dire si la fille à naître est issue de l'union des hommes III1 ou III4 avec une femme porteuse mais non daltonienne ;
- ou bien si elle est issue de l'union de la femme III3 et d'un homme daltonien dans le cas où la femme III3 a hérité de sa mère le chromosome X porteur de l'allèle d (ce qui se peut, mais que l'on ne sait pas).

Un garçon daltonien pourra naître si sa mère possède et lui transmet un chromosome X porteur de l'allèle d. Le père transmet obligatoirement le chromosome Y à son fils.

- C'est-à-dire de l'union de la femme III3 et d'un homme daltonien ou non. A condition là encore que la femme III3 ait hérité du chromosome X porteur de l'allèle d de sa mère (ce que l'on ne sait pas).

B – LA FONCTION DE REPRODUCTION

Q4 :

1)

1 Follicule primordial	6 Follicule cavitaire	11 Granulosa
2 Follicule primaire	7 Ovulation	12 Ovocyte I
3 Follicule secondaire	8 Corps jaune	13 Antrum
4 Follicule tertiaire	9 Corps blanc	14 Corona radiata
5 Follicule précavitaire	10 Thèques	15 Ovocyte II

2) a) Cycle ovarien :

Tous les 28 jours en moyenne, un follicule entre en activité et subit les modifications qui aboutiront à l'ovulation.

Durant les 13 premiers jours du cycle, le follicule croit et mûrit. Les cellules folliculaires qui entourent l'ovocyte se multiplient pour former une couche importante, la granulosa. Petit à petit, elle se creuse d'une cavité, l'antrum. A la fin de cette phase dite folliculaire, le follicule mature, follicule de De Graaf, fait saillie à la surface de l'ovaire.

Au quatorzième jour, le follicule, en se rompant, libère l'ovocyte à l'extérieur de l'ovaire. C'est l'ovulation.

Durant les 14 jours suivants, le follicule rompu va évoluer en un corps jaune qui lui-même, régressera, ne laissant plus qu'une cicatrice, le corps blanc en absence de toute fécondation.

b) Cycle utérin :

Parallèlement au cycle ovarien, l'endomètre subit des transformations. Après avoir été éliminée à la suite du cycle précédent, la muqueuse utérine se reconstruit jusqu'au quatorzième jour, durant la phase dite de prolifération. Durant les 14 jours suivants, ses vaisseaux sanguins se spiralisent et lui apportent les nutriments nécessaires au futur embryon, son épaisseur se creuse d'infractuosités, constituant la dentelle utérine. C'est la phase dite sécrétoire. Au début du cycle suivant, si aucune fécondation n'a eu lieu, la muqueuse précédemment préparée et le sang qu'elle renferme, sont éliminés : ce sont les règles.

c) L'ovulation est déclenchée par une sécrétion massive de LH (la LH est une hormone produite par l'hypophyse), elle-même déclenchée par un taux élevé d'œstrogènes (les œstrogènes sont des hormones produites par les cellules folliculaires du follicule).

Q5 :

1)

Pour Anne : l'ovulation aura lieu le 23 – 14 = $9^{\text{ième}}$ jour du cycle c'est-à-dire le 23 mai. Les règles apparaîtront le premier jour du cycle suivant c'est-à-dire le 7 juin.

Pour Julie : l'ovulation aura lieu le 31 – 14 = $17^{\text{ième}}$ jour du cycle c'est-à-dire le 31 mai. Les règles apparaîtront le premier jour du cycle suivant c'est-à-dire le 15 juin.

2)

Anne	1	2	3	4	5	6	7	8	9	10	11	12	13	14	15	16	17
Mai	15	16	17	18	19	20	21	22	23	24	25	26	27	28	29	30	31
Julie	1	2	3	4	5	6	7	8	9	10	11	12	13	14	15	16	17

Anne	18	19	20	21	22	23	R	R	R	R								
Juin	1	2	3	4	5	6	7	8	9	10	11	12	13	14	15	16	17	18
Julie	18	19	20	21	22	23	24	25	26	27	28	29	30	31	R	R	R	R

	Phase du corps jaune
	Ovulation
R	Règles

Q6 :

1) **Contraception** : Ensemble des méthodes réversibles qui permettent de maîtriser la fécondité et donc d'éviter une grossesse.

2)

Méthode contraceptive	Rôle(s)
Pilule œstro - progestative	Empêche l'ovulation et donc rend impossible la fécondation.
Stérilet	Provoque une inflammation de la muqueuse, la rendant impropre à la nidation. Agit sur la motilité des spermatozoïdes.
Diaphragme	Crée un obstacle aux spermatozoïdes, au niveau du col de l'utérus où il est placé.

Q7 :

1)

Substances utiles au fœtus traversant le placenta	Origines
Oxygène	Lors de l'inspiration, l'oxygène de l'air pénètre dans les poumons maternels ; de là il diffuse dans le sang où il se fixe à l'hémoglobine des hématies de la mère. Ainsi il peut être acheminé jusqu'au placenta par la circulation sanguine. A ce niveau, il diffuse du sang maternel vers le sang fœtal.
Eau et sels minéraux	La mère consomme des boissons et des aliments qui renferment de l'eau et des sels minéraux. Lors de leur transit dans l'intestin, ces éléments passent de l'intestin au sang. La circulation sanguine permet leur acheminement jusqu'au placenta. A ce niveau ils diffusent du sang maternel vers le sang fœtal.
Glucides, lipides et protides	La mère consomme des aliments puis les digère. Les nutriments issus de la digestion passent de l'intestin dans le sang pour être acheminés au placenta ou à des cellules maternelles qui fabriqueront d'éventuelles molécules qui pourront elles aussi gagner le placenta. A ce niveau les molécules pourront gagner le sang fœtal.

2) **Médicaments**, **alcool**, **nicotine**, **virus** et **bactéries** peuvent franchir la barrière placentaire.

L'alcool, la nicotine, certains médicaments (anticoagulants, sédatifs, antihypertenseurs et quelques antibiotiques) et certaines maladies telle que la rubéole sont des agents **tératogènes** : ils peuvent causer de **graves anomalies congénitales** et même la mort du fœtus.

L'alcool peut provoquer une **microcéphalie**, une **déficience mentale** et une **croissance anormale**.

La nicotine, en réduisant l'apport d'oxygène, **peut gêner la croissance et le développement du fœtus**.

3) La femme enceinte doit respecter certaines règles d'hygiène de vie.

- La future mère doit permettre la surveillance médicale de sa grossesse en se rendant aux **4 consultations prénatales** obligatoires et en réalisant les contrôles qui sont demandés.
- Elle doit avoir une **bonne hygiène alimentaire** : son alimentation doit être équilibrée, raisonnable en quantité et particulièrement enrichie en calcium. Les viandes crues sont proscrites pour les femmes non immunisées contre la toxoplasmose. L'alcool, le café et le thé sont à éviter.
- Elle doit **s'abstenir de fumer**.
- Elle **entretient sa forme** par une gymnastique douce, de la marche et de la natation,
- Elle a une **bonne hygiène corporelle** qui vise à éviter les infections vaginales.
- Elle a un **sommeil en quantité et qualité suffisantes**, des siestes peuvent compléter le repos nocturne.
- Elle est **éventuellement amenée à changer de poste de travail** pour éviter les situations très fatigantes, pénalisantes pour le bon déroulement de la grossesse.

Q8 :

1) L'**hormone** responsable de la **sécrétion du lait** est la **prolactine.**

2) La **fécondation** a lieu dans le premier tiers des **trompes de Fallope.**

3) L'**aménorrhée** est **l'absence de règles**, elle survient lors qu'une grossesse s'est engagée.

4) La **césarienne** est **l'intervention chirurgicale**, incisant les parois abdominale et utérine et **permettant la sortie de l'enfant** alors que celle-ci est impossible par voie basse.

II – ALIMENTATION

Q1 :

1) Les constituants essentiels du lait sont **le calcium** (apport principal), les **protéines animales**, les **lipides animaux** et les **glucides simples** (apports secondaires).

2) Le **calcium** intervient dans la **croissance osseuse**.

Les **protéines** jouent un rôle dans la **fabrication des tissus**, dans la **croissance** et dans **l'entretien et la réparation**.

Les **lipides** constituent un **apport énergétique** et interviennent dans **l'absorption des vitamines liposolubles**.

Les **glucides** simples jouent un rôle dans le **fonctionnement cérébral** et constituent un apport **énergétique**.

Q2 :

Une femme enceinte doit consommer au moins **700 ml de lait par jour**.

Q3 :

Les aliments équivalents qui peuvent remplacer le lait sont les aliments du **groupe 1** c'est-à-dire **les produits laitiers**.

SUJET 6

Question n°1 : (3 points)

Définissez la mitose.

Citez les différentes phases de la mitose.

Question n°2 : (2 points)

Définissez les termes de nécrose et de régénération.

Question n°3 : (3 points)

Annotez le schéma du squelette.

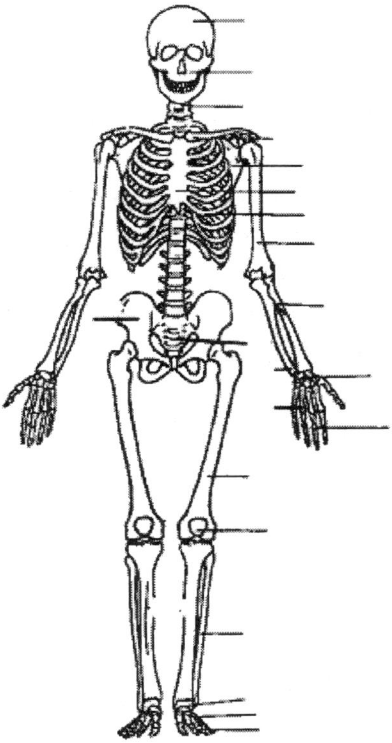

Question n°4 : (3 points)

Citez et expliquez les phases de la contraction cardiaque.

Question n°5 : (3 points)

Annotez le schéma de l'appareil digestif.

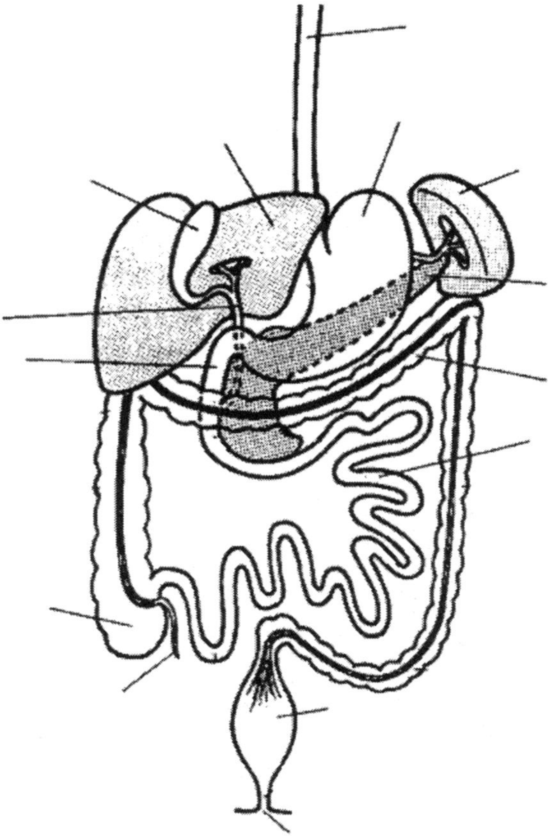

Question n°6 : (2 points)

Définissez l'incontinence urinaire.

Question n°7 : (2 points)

Citez 2 causes d'asphyxie.

Question n°8 : (2 points)

Citez les principales maladies sexuellement transmissibles.

Correction sujet 6

Q1 : La mitose est la **division cellulaire**. Les différentes phases sont dans l'ordre : **prophase, métaphase, anaphase** et **télophase**.

Q2 :

Nécrose : destruction de cellules.

Régénération : faculté de reformer des cellules ou une partie de tissu.

Q3 : Schéma du squelette

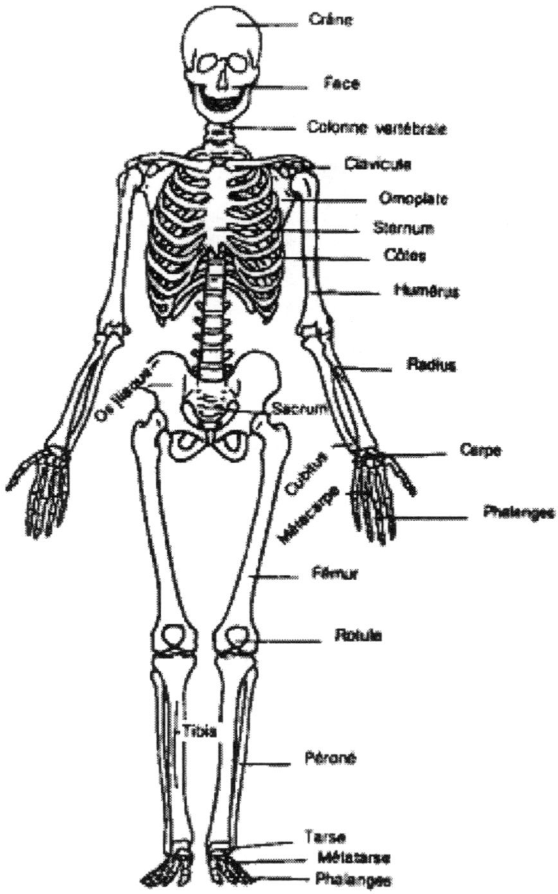

Q4 : La contraction cardiaque se déroule en 3 étapes :

- Remplissage des oreillettes et des ventricules. Relâchement complet du muscle cardiaque. C'est la **diastole générale**.
- Contraction des oreillettes et remplissage complet des ventricules. C'est la **systole auriculaire**.
- Contraction des ventricules et éjection du sang dans les artères. C'est la **systole ventriculaire**.

Q5 : Schéma de l'appareil digestif

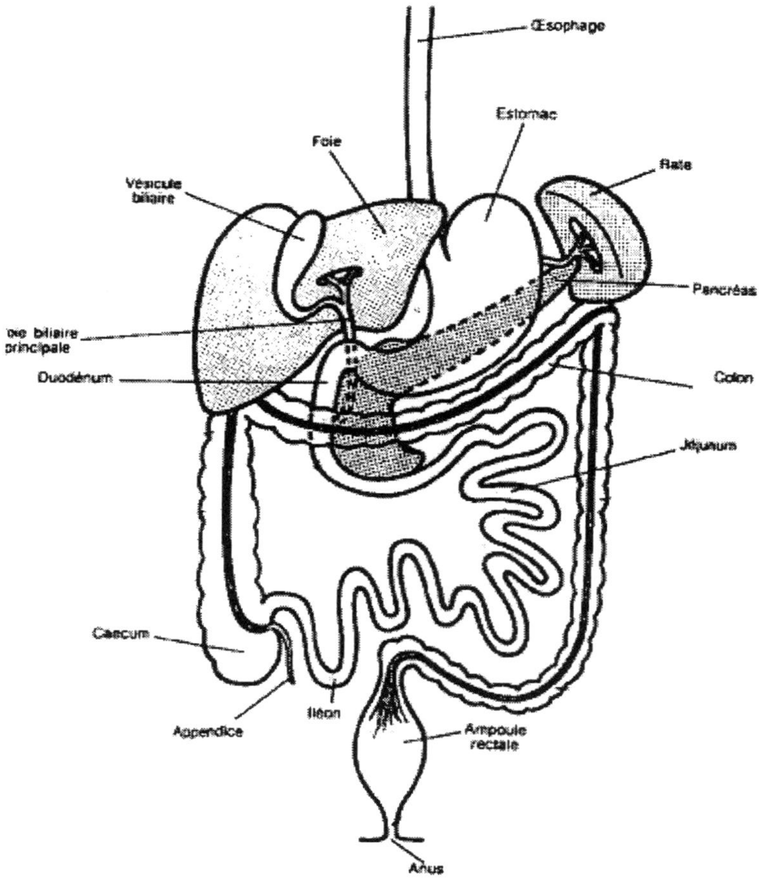

Q6 :

Incontinence urinaire : incapacité de maîtriser ses sphincters vésicaux.

Q7 : Causes d'asphyxie :

- Asphyxie par étouffement : objet ou aliment obstruant les voies respiratoires.
- Asphyxie par strangulation

Q8 : Principales maladies sexuellement transmissibles :

- Syphilis
- Blennorragie
- Chancre
- Candidose
- Herpès génital
- Sida
- Hépatite

SUJET 7

ANATOMIE – 20 POINTS

Question n°1 : légendez le schéma ci-dessous

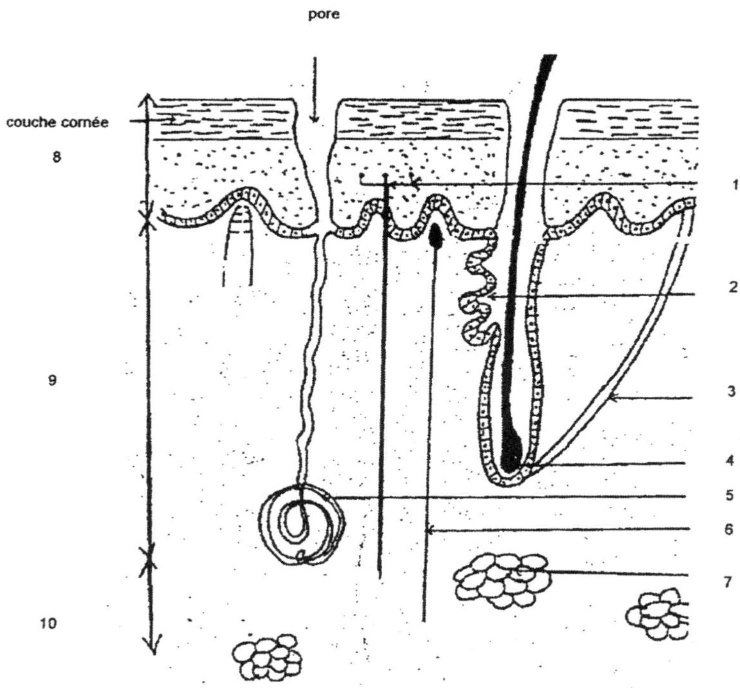

Coupe schématique de la peau

***Question n°2** :* légendez le schéma ci-dessous

Schéma de l'appareil urinaire

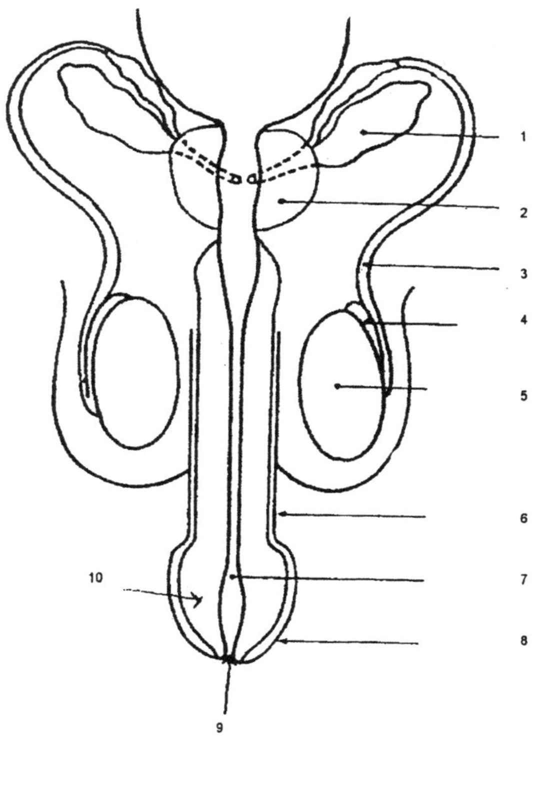

Question n°3 : légendez le schéma ci-dessous

Schéma de l'appareil génital masculin

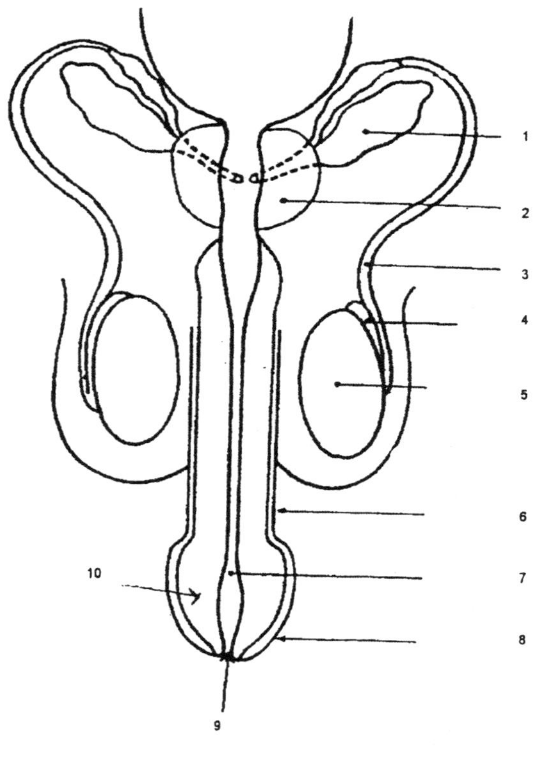

Question n°4 : appareil locomoteur

a) Citez les huit os composant le crâne.

b) Nommez les différents types de vertèbres.

c) Citez les différents mouvements possibles d'une articulation.

d) Citez les quatre propriétés d'un muscle strié.

Question n°5 : système nerveux

a) Cochez la bonne réponse

- Le système nerveux cérébro-spinal commande :
  - ☐ les viscères
  - ☐ les activités inconscientes
  - ☐ les activités conscientes
- L'hémisphère cérébral gauche commande :
  - ☐ l'hémicorps droit
  - ☐ l'hémicorps gauche
- L'encéphale comprend
  - ☐ le cerveau et le cervelet
  - ☐ le cervelet, le cerveau et le tronc cérébral
  - ☐ le cerveau et le tronc cérébral
- Quel est l'intrus ?
  - ☐ axone
  - ☐ synapse
  - ☐ gaine de myéline
  - ☐ myofibrille
  - ☐ dendrite
  - ☐ neurone
- LCR est l'abréviation de :
  - ☐ liquide des centres réflexes
  - ☐ liquide céphalorachidien
  - ☐ liquide clair rachidien

b) Complétez les phrases suivantes

La cellule nerveuse est appelée .... Elle est formée d'une partie principale, ...duquel sont issus deux sortes de prolongements : .... et .... La transmission de l'influx nerveux se fait au niveau d'une zone de jonction appelée ....

Question n° 6 : appareil cardio-vasculaire

a) Cochez la bonne réponse

- Le muscle cardiaque est appelé :
  - ☐ myomètre
  - ☐ myosis
  - ☐ myocarde
- Les globules rouges du sang sont appelés :
  - ☐ monocytes
  - ☐ thrombocytes
  - ☐ hématies
- Le plasma est :
  - ☐ la partie liquide du sang
  - ☐ l'ensemble des globules rouges
  - ☐ l'ensemble des globules blancs
- La circulation pulmonaire est :
  - ☐ le circuit cœur-poumons-cœur
  - ☐ le circuit cœur-corps-cœur
  - ☐ le circuit poumons-cœur-poumons
- La systole auriculaire est :
  - ☐ la contraction des oreillettes
  - ☐ la contraction des ventricules
  - ☐ un temps de repos
- Les artères pulmonaires transportent :
  - ☐ du sang riche en oxygène
  - ☐ du sang pauvre en oxygène

b) Citez les trois types de vaisseaux sanguins et expliquez brièvement leurs rôles.

c) Citez les éléments figurés du sang et préciser leur rôle en complétant le tableau ci-dessous :

ELEMENTS FIGURES DU SANG	ROLE
....	....
....	....
....	....
....	....
....	....
....	....
....	....
....	....
....	....
....	....
....	....

HYGIENE – 10 POINTS

Question n°1 :

Citez les vaccinations obligatoires en France pour un enfant de 6 ans entrant à l'école.

Question n°2 :

Citez les méfaits du tabac sur l'organisme.

Question n°3 :

Citez trois facteurs prédisposant aux accidents cardiovasculaires et dépendant de l'hygiène de vie.

Question n°4 :

Citez cinq actions qui aident à prévenir les troubles du sommeil chez l'enfant.

Question n°5 :

L'oxyurose est une pathologie parasitaire fréquente chez l'enfant.

a) Définissez « oxyurose ».
b) Indiquez comment se réalise l'infestation.
c) En déduire quatre mesures d'hygiène pour éviter une récidive, en complément du traitement médical.

Question n°6 :

Votre amie, mineure, a eu un rapport sexuel non protégé hier soir. Ce matin, paniquée à l'idée d'être enceinte, elle vous demande comment faire pour obtenir la pilule du lendemain. Répondez aux questions suivantes en justifiant vos réponses.

a) Précisez le rôle de cette pilule.
b) Indiquez où se la procurer rapidement et ce qu'elle devra payer.
c) Dites le délai limite pour l'utiliser.

ALIMENTATION – 10 POINTS

Question n°1 :

Calculez la valeur énergétique en calories de 15 grammes de pain sachant que le pain est constitué de 7% de protéines, 1% de lipides et 55% de glucides.

Question n°2 :

Cochez dans le tableau suivant pour chaque aliment sa composition majoritaire (une seule croix par aliment).

Aliment	Lipide	Glucide	Protide
Gruyère			
Oeuf			
Chocolat			
Pomme de terre à l'eau			
Huile			
Escalope de veau			
Orange			
Pain blanc			
Fromage blanc			
Confiture de fraises			
Vin			
Thon au naturel			
Lait			
Jambon			
Sorbet citron			

Question n°3 :

Citez deux aliments d'origine différente à donner dans un régime pour éviter la constipation. Justifiez vos réponses.

Question n°4 :

Citez cinq facteurs physiologiques faisant varier les besoins énergétiques d'un individu à l'autre. Justifiez chacune des réponses.

Correction sujet 7

ANATOMIE

Q1 :

1	Terminaison nerveuse	6	Fibre nerveuse
2	Glande sébacée	7	Tissu adipeux
3	Muscle arrecteur du poil	8	Epiderme
4	Follicule pileux	9	Derme
5	Glande sudoripare	10	Hypoderme

Q2 :

1	Artère rénale	5	Urètre
2	Rein	6	Orifice urinaire
3	Uretère	7	Veine rénale
4	Vessie	8	Bassinet

Q3 :

1	Vésicule séminale	6	Pénis
2	Prostate	7	Urospermiducte
3	Canal déférent	8	Prépuce
4	Epididyme	9	Méat urinaire
5	Testicule	10	Gland

Q4 :

a) Les huit os du crâne sont : **l'os pariétal droit, l'os pariétal gauche, l'os temporal droit, l'os temporal gauche, l'os frontal, l'os occipital, l'os sphénoïde, l'os ethmoïde**.

b) Les différents types de vertèbres sont : **les vertèbres cervicales, les vertèbres dorsales ou thoraciques, les vertèbres lombaires, le sacrum, et le coccyx.**

c) Les différents mouvements possibles d'une articulation sont : **le glissement, la flexion, l'extension, l'adduction, l'abduction, la circumduction, la rotation, l'opposition, la supination, la pronation, l'inversion, l'éversion, la protraction, la rétraction, l'élévation et l'abaissement**.

d) Les 4 propriétés d'un muscle strié sont : **l'excitabilité, la contractilité, l'extensibilité et l'élasticité**.

Q5 :

a) Le système cérébro-spinal commande **les activités conscientes**.

L'hémisphère gauche commande **l'hémicorps droit**.

L'encéphale comprend **le cervelet, le cerveau et le tronc cérébral**.

L'intrus est la **myofibrille**.

LCR est l'abréviation du **liquide céphalorachidien**.

b) La cellule nerveuse est appelée **neurone**. Elle est formée d'une partie principale, **corps cellulaire** duquel sont issus deux sortes de prolongements : **les dendrites** et **l'axone**. La transmission de l'influx nerveux se fait au niveau d'une zone de jonction appelée **synapse**.

Q6 :

a) Le muscle cardiaque est appelé **myocarde**.

Les globules rouges sont appelés **hématies**.

Le plasma est la partie **liquide** du sang.

La circulation pulmonaire est le circuit **cœur – poumons – cœur**.

La systole auriculaire est la **contraction des oreillettes**.

Les artères pulmonaires transportent du sang **pauvre en oxygène**.

b) Les trois types de vaisseaux sanguins sont les **artères, les veines et les capillaires**. Les artères transportent le sang du cœur aux organes. Les veines transportent le sang des organes au cœur. Les capillaires irriguent les tissus des différents organes et permettent les échanges entre le sang et les cellules.

c)

ELEMENTS FIGURES DU SANG	ROLE
Hématies ou globules rouges ou érythrocytes	Transport des gaz respiratoires (oxygène et gaz carbonique)
Leucocytes ou globules blancs	Défenses de l'organisme
Plaquettes	Coagulation

HYGIENE

Q1 :

BCG

DTPolio

Q2 :

Le tabac engendre plusieurs effets au niveau de l'organisme.

- Au niveau du système respiratoire
  - Il est à l'origine des toux chroniques provoquées par l'inhibition ou la destruction des cils de la trachée.
  - Il est responsable de l'installation de la bronchite chronique. La fumée de cigarette renferme des agents irritants qui génèrent l'inflammation de la muqueuse pulmonaire, provoquant une hypersécrétion de mucus.
  - Il augmente la fréquence des infections pulmonaires du fait de la prolifération d'agents pathogènes dans les sécrétions mucales.
  - Il augmente très fortement le risque de cancer, particulièrement le cancer du poumon.

- Au niveau du système cardio-vasculaire
  - Il est responsable de l'élévation de la fréquence cardiaque et de la tension artérielle par vasoconstriction. La sollicitation accrue du cœur augmente le risque d'apparition d'une maladie cardiovasculaire.
  - Il favorise les dépôts athéromateux à l'origine des maladies cardio-vasculaires.
  - Il concoure à une mauvaise oxygénation des organes particulièrement du cœur et du cerveau.
- Au niveau du système nerveux
  - Il provoque une situation d'accoutumance et de dépendance du fait de la nicotine qu'il renferme.
- Au niveau du système urinaire
  - La nicotine qu'il referme est éliminée par le rein et s'accumule sur les parois de la vessie.

Q3 :

Le tabagisme, l'hypercholestérolémie d'origine alimentaire et la sédentarité sont des facteurs qui prédisposent à l'apparition de maladies cardiovasculaires.

Q4 :

Pour éviter l'apparition des troubles du sommeil chez l'enfant,

un bain tiède avant le coucher pourra être pris,

la chambre sera plongée dans la pénombre,

la chambre sera silencieuse,

le coucher se fera à heure fixe (l'installation de rituel favorise l'endormissement),

la télévision et les jeux vidéos seront proscrits avant le coucher,

les boissons excitantes (cola par exemple) seront limitées.

Q5 :

a) L'oxyurose est une parasitose fréquente chez l'enfant, elle est due à l'infestation du tube digestif par des vers blancs, les oxyures.

b) La contamination se fait par voie orale (mains souillées portées à la bouche par exemple) ou par inhalation des œufs contenus dans les poussières.

c) Mesures d'hygiène pour éviter la récidive :

- changer et laver le linge et la literie de toute la famille,
- nettoyer et dépoussiérer les objets usuels,
- se laver soigneusement les mains avant et après le repas,
- couper les ongles courts et les brosser régulièrement,
- traiter simultanément parents, frères et sœurs,
- répéter la cure 15 jours après le premier traitement.

Q6 :

a) La pilule du lendemain est une contraception d'urgence à prendre en cas de rapport sexuel non ou mal protégé. La forte dose d'hormone qu'elle renferme est destinée à empêcher l'ovulation si elle n'a déjà eu lieu ou l'installation de la grossesse si le rapport a été fécondant.

b) On peut se procurer très facilement cette pilule en pharmacie ou dans les infirmeries des établissements scolaires. Pour les mineures, la prescription médicale n'est pas indispensable et la pilule leur est délivrée gratuitement et de façon anonyme.

c) Pour qu'elle soit efficace, la pilule du lendemain doit être prise moins de 72 heures après le rapport non protégé.

ALIMENTATION

Q1 :

150 g de pain renferme 150 x 7/100 = 10,5 g de protides

150 g de pain renferme 150 x 55/100 = 82,5 g de glucides

150 g de pain renferme 150 x 1/100 = 1,5 g de lipide

La valeur énergétique des protides est de 4 Kilocalories par gramme, la valeur énergétique des glucides est de 4 Kilocalories par gramme, et la valeur énergétique des lipides est de 9 Kilocalories par gramme.

La valeur énergétique de **150 g de pain** est donc de :

10,5 x 4 + 82,5 x 4 + 1,5 x 9 = 42 + 130 + 13,5 = **185,5 Kilocalories**

Q2 :

Constituant majoritaire	Aliment
Lipides	Huile
Glucides	Pomme de terre à l'eau Chocolat Orange Pain blanc Confiture de fraise Vin Sorbet au citron
Protides	Gruyère Œuf Escalope de veau Fromage blanc Thon au naturel Lait Jambon

Q3 :

Les **fruits et légumes et les céréales** (complètes) renferment des fibres et sont donc à privilégier pour prévenir la constipation. L'**eau** ramollissant les selles doit être consommée en abondance.

Q4 :

Les facteurs faisant varier les besoins énergétiques d'un individu à l'autre sont : le **sexe, l'âge, l'activité physique, la grossesse et l'allaitement**.

Le sexe : une femme de 30 ans a besoin de 8400 Kj/jour alors qu'un homme du même âge a besoin de 11300 Kj/jour.

L'âge : un enfant de 2 ans a besoin de 5400 Kj par jour alors qu'un enfant de 10 ans en a besoin de 9000 Kj et qu'un adolescent en a besoin de 12200.

L'activité physique : les besoins énergétiques varient avec les dépenses physiques. Une heure de sommeil consomme 100 Kilojoules alors qu'une heure de marche en consomme 6 fois plus et qu'une heure de course à pied 12 fois plus.

La grossesse : au premier trimestre la ration énergétique doit être augmentée de 400 kJ/jour puis de 1000kJ/jour les deux trimestres suivants.

L'allaitement : la ration énergétique quotidienne d'une femme qui allaite doit être augmentée de 2100kJ/jour.

SUJET 8

Question n°1 : (2 points)

Citez les acquisitions sensorielles du nouveau-né en donnant un exemple pour chacune.

Question n°2 : (5 points)

1) Légendez le schéma suivant et donnez lui un titre.

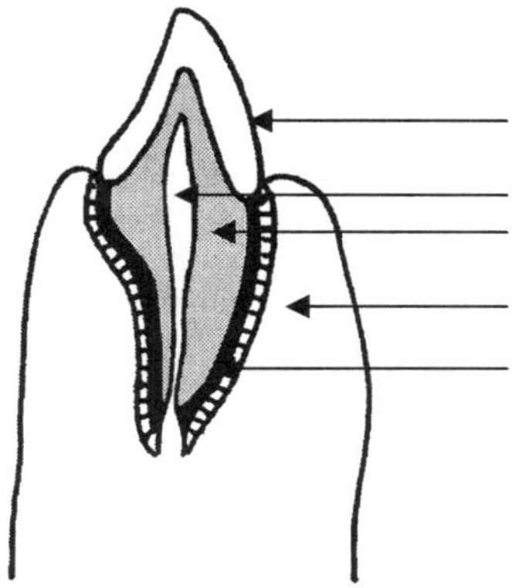

2) Citez les 3 zones formant une dent.

3) Citez les 2 types d'apparition des dents et pour chaque type, le nombre de dents, l'âge d'apparition et leur composition.

4) Quels sont les 4 organes annexes intervenant dans la digestion ?

Question n°3 : (3 points)

Donnez 5 conseils d'hygiène de vie pour lutter contre les maladies cardio-vasculaires.

Question n°4 : (2 points)

Le poids idéal peut se calculer en utilisant la formule suivante :

pour une femme : $\text{poids} = (\text{taille} - 100) - \frac{(\text{taille} - 150)}{2} =$

pour un homme : $\text{poids} = (\text{taille} - 100) - \frac{(\text{taille} - 150)}{4} =$

Calculez le poids idéal d'une femme de 1m68 et d'un homme de 1m82.

Question n°5 : (2 points)

Citez 3 pièces à risques et leurs différents types d'accidents domestiques en donnant un exemple pour chaque accident.

Question n°6 : (3 points)

Complétez les phrases suivantes :

1) Les muscles de l'appareil locomoteur sont des muscles.............

2) Les muscles ont pour rôle la stabilité des articulations, le maintien de la posture et.............

3) On annonce à Paul qu'il s'est cassé les os de la jambe c'est-à-dire .... et..............

4) Une cellule est capable de se reproduire à l'identique au cours de ....

5) La division particulière permettant de former des cellules sexuelles est ....

6) Les ....sont des destructions localisées de la peau et des tissus sous-jacents.

7) Les glandes ....et les glandes ....sont les deux types de glandes que l'on trouve dans la peau.

8) La principale fonction de la peau est la ....

9) Le tissu le plus superficiel de la peau est ....en dessous duquel on trouve ....

10) Les cellules produisant la kératine sont appelées ....

Question n° 7 : (3 points)

Reliez chaque mot à sa définition.

A virus	1 Ensemble de tissus qui participent à une même fonction physiologique.
B hématie	2 Ensemble d'organes qui participent à une même fonction physiologique.
C anaphase	3 Unité fonctionnelle et fondamentale d'un organisme vivant.
D cellule	4 Cellules rondes sans noyau contenant de l'hémoglobine.
E organe	5 Ensemble de cellules ayant une même forme et qui participe à une même fonction biologique.
F appareil	6 Os du bras.
G humérus	7 Agents infectieux occasionnant des réactions de défense
H clavicule	8 Phase de la mitose où les chromosomes se séparent en 2 chromatides
I carpe	9 Os appartenant à l'épaule
J tissu	10 Os du poignet

Correction sujet 8

Q1 :

Les acquisitions sensorielles du nouveau-né sont :

- **l'audition :** l'enfant entend et reconnaît la voix de sa mère.
- **le goût :** le nouveau né est capable de différencier le salé, le sucré, l'amer et l'acide.
- **le toucher :** il est sensible au massage.
- **l'odorat :** il reconnaît l'odeur de sa mère.

Q2 :

1) **Titre :** structure d'une dent

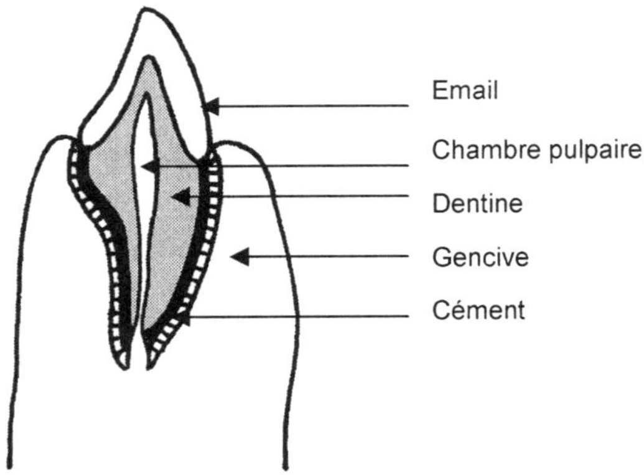

2) Les 3 zones formant une dent sont de haut en bas la **couronne**, le **collet** et la **racine**.

3) Les dents **provisoires** apparaissent de **6 à 30 mois**. Il y a **20 dents de lait**. Elles se composent de 8 incisives, 8 molaires et 4 canines.

Les dents **définitives** se mettent en place de **6 ans à 12 ans**. Il y a 32 **dents définitives**. Elles se composent de 8 incisives, 8 prémolaires, 12 molaires et 4 canines.

4) Les 4 organes annexes intervenant dans la digestion sont : le **foie**, le **pancréas**, la **bile** et les **glandes salivaires**.

Q3 :

- Evitez une alimentation grasse et trop salée
- Evitez les repas trop copieux
- Evitez le tabac
- Evitez l'alcool en abondance
- Pratiquez du sport

Q4 :

Le poids idéal féminin :

$$\text{poids} = (168 - 100) - \frac{(168 - 150)}{2} = \mathbf{59\ kg}$$

Le poids idéal masculin :

$$\text{poids} = (182 - 100) - \frac{(182 - 150)}{4} = \mathbf{74\ kg}$$

Q5 :

La cuisine :

- Intoxication par produits ménagers
- Brûlures avec une casserole d'eau chaude
- Blessures avec un couteau
- Electrocution par appareils ménagers

Salle à manger :

- Asphyxie par ingestion de cacahuètes
- Intoxication par absorption par un enfant de fond de verre (apéritif par exemple)
- Brûlure par cheminée

Salle de bain :

- Intoxication par des détergents
- Noyade dans la baignoire
- Electrocution avec le sèche cheveux
- Chute dans la douche

Q6 :

1) Les muscles de l'appareil locomoteur sont des muscles **striés**.

2) Les muscles ont pour rôle la stabilité des articulations, le maintien de la posture et **le mouvement**.

3) On annonce à Paul qu'il s'est cassé les os de la jambe c'est-à-dire **le tibia** et le **péroné.**

4) Une cellule est capable de se reproduire à l'identique au cours de **la mitose**.

5) La division particulière permettant de former des cellules sexuelles est **la méiose**.

6) Les **escarres** sont des destructions localisées de la peau et des tissus sous-jacents.

7) Les glandes **sudoripares** et les glandes **sébacées** sont les deux types de glandes que l'on trouve dans la peau.

8) La principale fonction de la peau est la **protection**.

9) Le tissu le plus superficiel de la peau est **l'épiderme** en dessous on trouve **le derme**.

10) Les cellules produisant la kératine sont appelées **kératinocytes**.

Q7 :

E organe	**1** ensemble de tissus qui participent à une même fonction physiologique.
F appareil	**2** ensemble d'organes qui participent à une même fonction physiologique.
D cellule	**3** unité fonctionnelle et fondamentale d'un organisme vivant.
B hématie	**4** cellules rondes sans noyau contenant de l'hémoglobine.
J tissu	**5** ensemble de cellules ayant une même forme et qui participe à une même fonction biologique.
G humérus	**6** os du bras.
A virus	**7** agents infectieux occasionnant des réactions de défense
C anaphase	**8** phase de la mitose où les chromosomes se séparent en 2 chromatides
H clavicule	**9** os appartenant à l'épaule
I carpe	**10** os du poignet

SUJET 9

L'épreuve est notée sur 30 points.

La calculatrice n'est pas autorisée.

Le soin et l'orthographe seront pris en compte dans la notation.

Partie 1 sur 12 points

Question n°1 : (3 points)

1) Légendez la coupe du cœur proposée.

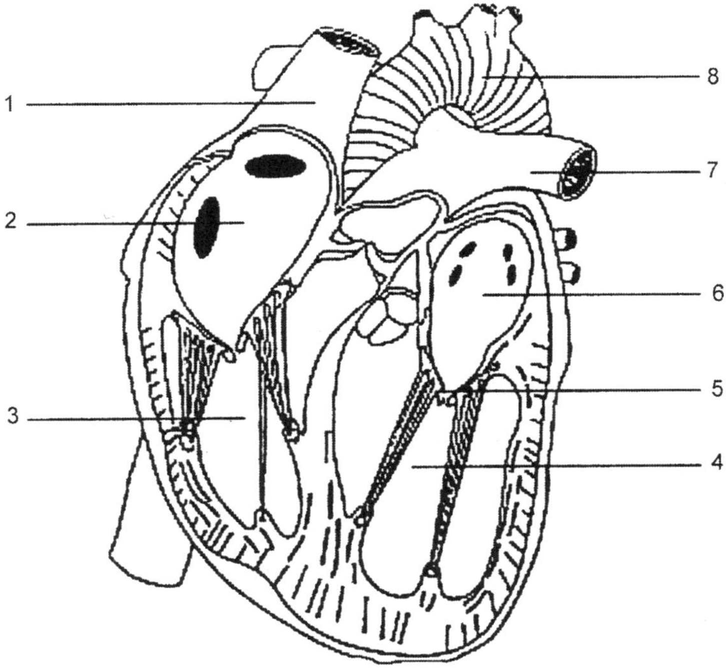

2) Fléchez sur ce même schéma, le trajet du sang pauvre en oxygène en bleu et riche en oxygène en rouge.

Question n°2 : (3 points)

1) Définissez la systole et la diastole.

2) Indiquez dans l'ordre de leur déroulement, les temps du cycle cardiaque.

Question n°3 : (3 points)

1) Citez 3 pathologies du système cardiovasculaire.
2) Citez 3 facteurs de risque.
3) Proposez des règles d'hygiène alimentaire à observer lorsqu'un patient est atteint d'une maladie cardio-vasculaire.

Question n°4 : (3 points)

1) Citez les différentes cellules du sang.
2) Donnez pour chacune leur rôle.

Partie 2 sur 9 points

Question n°1 : (4 points)

1) Faites un schéma légendé d'un spermatozoïde.
2) Donnez le rôle des différentes structures du spermatozoïde.
3) Précisez le lieu de leur formation.
4) Définissez le sperme.

Question n°2 : (2 points)

1) Expliquez en quelques mots ce qu'est la fécondation.
2) Précisez à quel niveau la fécondation a lieu.

Question n°3 : (2 points)

Monsieur X est *fertile*. Son spermogramme donne les résultats suivants :

Volume de l'éjaculât	4,2 ml
Nombre de spermatozoïdes par ml	53 millions
Viscosité	normale
Mobilité (% à mobilité normale)	Après une heure : 55 ; après quatre heures : 45
Sur 100 spermatozoïdes observés, on a relevé	61 % de formes typiques et 39 % de formes atypiques

Monsieur Y est *stérile*. Son spermogramme donne les résultats suivants :

Volume de l'éjaculât	4 ml
Nombre de spermatozoïdes par ml	68 millions
Viscosité	normale
Mobilité (% à mobilité normale)	Après une heure : 0 ; après quatre heures : 0
Sur 100 spermatozoïdes observés, on a relevé	28 % de formes typiques et 72 % de formes atypiques

1) A l'aide des deux spermogrammes, expliquez pourquoi Monsieur Y est stérile.

Le spermogramme de Monsieur Z donne les résultats suivants :

Volume de l'éjaculât	3,8 ml
Nombre de spermatozoïdes par ml	2 millions
Viscosité	normale
Mobilité (% à mobilité normale)	Après une heure : 1 ; après quatre heures : 0
Sur 100 spermatozoïdes observés, on a relevé	60 % de formes typiques et 40 % de formes atypiques

2) Indiquez si Monsieur Z est stérile ou non. Justifiez votre choix.

Question n°4 : (1 point)

Expliquez ce qu'est la PMA.

Partie 3 sur 6 points

Question n°1 : 2 points

Martine doit préparer une solution de désinfectant.

L'étiquette indique qu'il faut mélanger un volume de produit à 5 volumes d'eau.

1) Calculez la quantité de produit nécessaire à la réalisation de 12 litres de solution.
2) Calculez la quantité le produit à ajouter à 15 litres d'eau.

Question n°2 : 4 points

La déshydratation est un processus qui conduit à la perte de l'eau renfermée par un aliment, un corps ... La déshydratation d'un aliment peut se faire par chauffage.

Le graphique suivant donne l'évolution de la masse d'un aliment au cours de sa déshydratation.

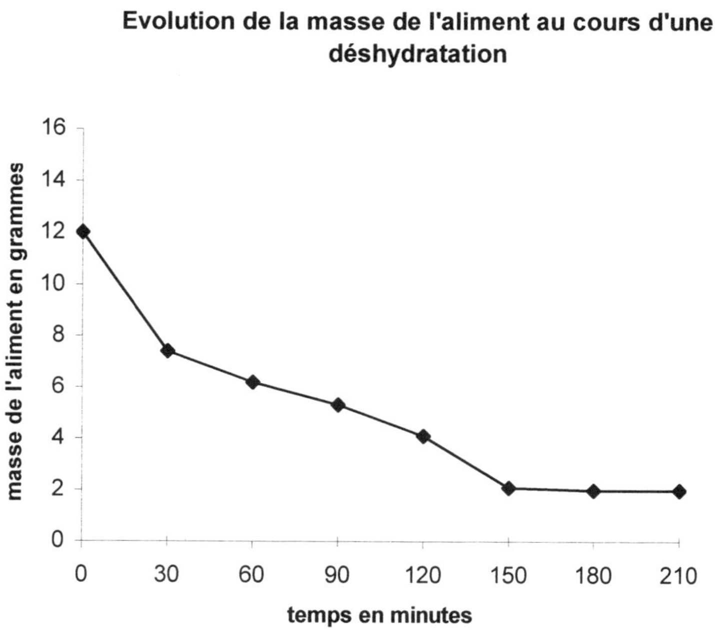

1) Déterminez sur le graphique la masse initiale de l'aliment.
2) Déterminez sur le graphique la masse de l'échantillon totalement déshydraté.
3) Calculez le pourcentage d'eau que renfermait l'échantillon initial.
4) L'échantillon sec est composé de 23% de matière minérale calculez la masse de matière minérale que cet aliment renferme.

Partie 4 sur 3 points

Question n°1 : 1 point

Citez 3 besoins nutritionnels énergétiques.

Question n°2 : 1 point

Citez 3 besoins nutritionnels non énergétiques.

Question n°3 : 1 point

Associez les conséquences aux déséquilibres alimentaires proposés.

Hypertension •	• Manque de fer
Rachitisme •	• Manque de vitamine D
Scorbut •	• Manque de protides
Dénutrition •	• Manque de vitamine C
Carie •	• Régime riche en graisses
Obésité •	• Régime riche en sucres
Anémie •	

Correction sujet 9

Partie 1

Q1 :

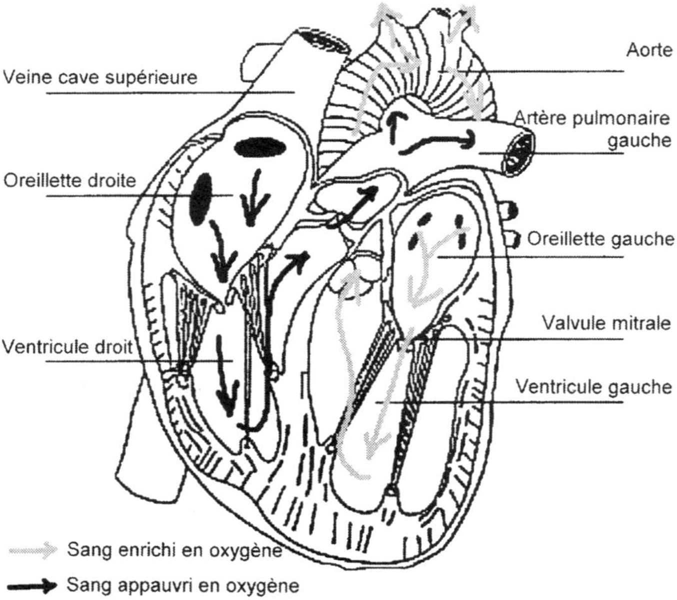

Q2 :

1)

Systole : Temps de **contraction** du cœur ou d'une partie du cœur.

Diastole : Temps de **relâchement** du cœur ou d'une partie du cœur.

2)

Diastole générale → Systole auriculaire → Systole ventriculaire

Q3 :

1) L'athérosclérose, l'infarctus du myocarde et l'hypertension artérielle sont des maladies du système cardiovasculaire.

2) La surcharge pondérale, la consommation de tabac et l'hypercholestérolémie sont des facteurs qui accroissent le risque de maladie cardiovasculaire.

3) En cas de maladie cardiovasculaire, les apports en graisses (notamment saturées) et en sucre doivent être contrôlés. La consommation de sel et d'alcool doit être réduite. En cas d'hypercholestérolémie, les apports en cholestérol doivent être limités en diminuant la consommation de beurre, d'œufs et d'abats.

Q4 :

1) Les globules rouges ou hématies, les globules blancs ou leucocytes sont les deux types cellulaires du sang. A ces cellules s'ajoutent des fragments de cellules que sont les plaquettes.

2) Les globules rouges transportent les gaz respiratoires grâce à leur pigment, l'hémoglobine qu'ils renferment. Les globules blancs assurent la défense de l'organisme. Les plaquettes jouent un rôle dans la coagulation du sang.

Partie 2

Q1 :

1)

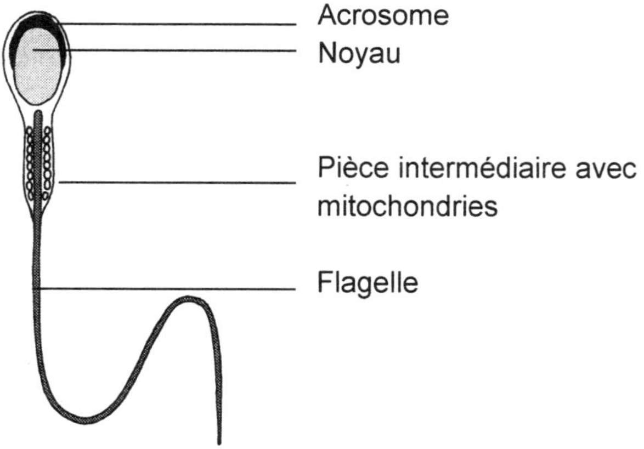

2)

Acrosome	Structure renfermant des enzymes nécessaires à la pénétration dans l'ovocyte lors de la fécondation.
Noyau	Structure destinée à pénétrer dans l'ovocyte et à apporter le matériel génétique paternel, c'est-à-dire 23 chromosomes.
Pièce intermédiaire	Structure refermant de nombreuses mitochondries dans lesquelles se réalisent les réactions productrices d'énergie nécessaire à la mobilité des spermatozoïdes.
Flagelle	Prolongement animé de mouvements permettant aux spermatozoïdes de se déplacer et ainsi gagner l'ovocyte.

3) Les spermatozoïdes sont formés dans **les tubes séminifères des testicules**.

4) Le sperme est la **sécrétion** de l'appareil génital masculin **composée des spermatozoïdes et des substances produites par les glandes annexes** (prostate, vésicules séminales).

Q2 :

1) La fécondation est l'**union d'un gamète féminin, l'ovocyte et d'un gamète masculin, le spermatozoïde**.

2) La fécondation a lieu naturellement dans le **premier tiers d'une des trompes de Fallope**.

Q3 :

1) Monsieur Y est stérile car ses **spermatozoïdes ne sont pas mobiles**. De plus **la proportion de formes atypiques est très élevée** : les formes atypiques sont beaucoup plus nombreuses que les formes typiques.

2) **Monsieur Z** est **stérile** car son **nombre de spermatozoïdes est très inférieur** à la normale et **leur mobilité est très réduite**.

Q4

La PMA est la **Procréation Médicalement Assistée**. En cas de stérilité dans un couple, on peut, après avoir décelé le problème, aider à la réalisation de sa procréation, en utilisant des techniques appropriées (insémination artificielle, fécondation in vitro).

Partie 3

Q1 :

1)

La solution est constituée de 5 + 1 = 6 volumes

Donc 6 volumes = 12 litres de solution

1 volume = 2 litres

Pour réaliser une solution de 12 litres, il faut ajouter 1 x 2 = **2 litres de produit** et 2 x 5 = **10 litres d'eau**.

2)

La solution doit renfermer 5 volumes d'eau

5 volumes = 15 litres d'eau = 5 x 3 litres d'eau

1 volume = 3 litres

La solution devant renfermer 1 volume de produit, **il faudra ajouter 3 litres de produit** aux 15 litres d'eau déjà préparés.

Q2 :

1) La masse initiale de l'aliment est de **12 g**.

2) La masse de l'échantillon totalement déshydraté est de **2 g**.

3) La masse perdue par déshydratation correspond à la masse d'eau renfermée par l'échantillon : 12 – 2 = 10 grammes d'eau.

L'échantillon renferme 100 x 10/12 = **83,3% d'eau**.

4) L'échantillon sec pèse 2 g, il renferme donc 2 x 23/100 = **0,46 g de matière minérale**.

Partie 4 :

Q1 :

Les 3 besoins nutritionnels énergétiques sont les lipides, les glucides et les protides.

Q2 :

Les 3 besoins nutritionnels non énergétiques sont l'eau, les sels minéraux et les vitamines.

Q3 :

Hypertension	→	Régime riche en graisses
Rachitisme	→	Manque de vitamine D
Scorbut	→	Manque de vitamine C
Dénutrition	→	Manque de protides
Carie	→	Régime riche en sucres
Obésité	→	Régime riche en sucres
	→	Régime riche en graisses
Anémie	→	Manque de fer

SUJET 10

Question n°1 : (2 points)

1) Votre enfant est atteint de pédiculose. Expliquez ce qu'est la pédiculose.

2) Quels signes vous ont alerté ?

3) Quelles mesures d'hygiène avez-vous prises ?

Question n°2 : (3 points)

Annotez le schéma ci-joint et donnez lui un titre.

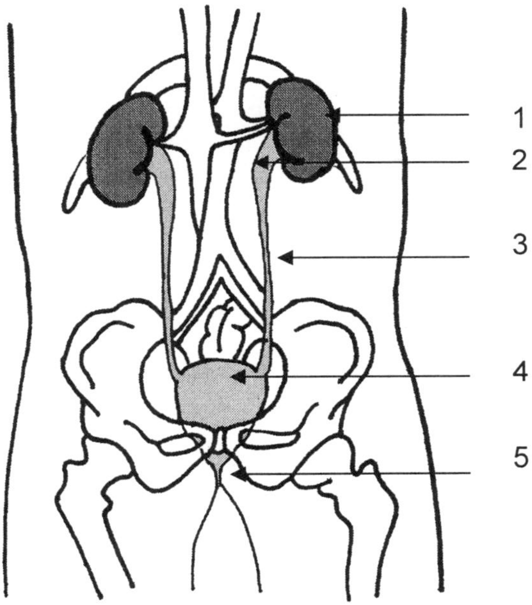

Question n°3 : (2 points)

Recopiez le texte suivant en le complétant.

.... a pour fonction l'épuration du sang.

.... est l'unité de filtration.

.... est un conduit transportant l'urine hors de l'organisme.

.... est l'évacuation de l'urine, déclenchée par la vidange de la vessie.

Question n°4 : (3 points)

Citez 3 sucs digestifs qui interviennent dans les phénomènes chimiques de la digestion.

Question n°5 : (2 points)

Citez les fonctions du testicule.

Question n°6 : (2 points)

Définissez les termes suivants :

Anorexie

Diarrhée

Nausée

Dysphagie

Infection nosocomiale

Question n°7 : (2 points)

Associez à chaque organe des sens les éléments le constituant et le sens permis par cet organe.

Organe	**Sens**	**Eléments constitutifs**
Oeil	Goût	Papilles gustatives
Oreille	Toucher	Epithélium olfactif
Langue	Odorat	Récepteur thermique
Peau	Vue	Rétine
Nez	Ouie	Enclume

Question n°8 : (2 points)

1) Définissez la ration alimentaire.

2) Un jeune homme mange 3 pommes par jour. Une pomme pèse 132 grammes et contient 25 % de fructose. Quelle quantité de fructose en gramme consomme-t-il par jour ?

3) Citez 2 aliments riches en féculent, 2 aliments riches en lipides et 2 aliments riches en protides.

Question n°9 : (2 points)

Pour chaque affirmation, choisir la ou les bonnes réponses.

1. Le neurone est une cellule :
   A. comprenant un corps cellulaire
   B. comprenant des dendrites et un axone
   C. comprenant de la moelle
2. La gaine de myéline recouvre :
   A. les synapses
   B. le corps cellulaire des neurones
   C. l'axone
3. L'encéphale comprend entre autre :
   A. le cervelet
   B. les hémisphères cérébraux
   C. la moelle épinière
4. On distingue dans le système nerveux végétatif :
   A. le système orthosympathique
   B. le système extrasympathique
   C. le système parasympathique

Correction sujet 10

Q1 :

1) La pédiculose est une parasitose du cuir chevelu avec présence de poux et de lentes.

2) Les signes sont des **démangeaisons** et une **présence de poux et de lentes**.

3) Mesures prises : **laver la tête** avec un shampoing anti-poux, **rincer avec de l'eau vinaigrée**, **coiffer** avec un peigne fin pour enlever les lentes, **changer la literie**, **avertir l'institutrice** et réaliser un **shampoing préventif** pour toute la famille.

Q2 :

Titre du schéma : le système rénal

1 = rein ; 2 = bassinet ; 3 = uretère ; 4 = vessie; 5 = urètre.

Q3 :

Le rein a pour fonction l'épuration du sang.

Le néphron est l'unité de filtration.

L'urètre est un conduit transportant l'urine hors de l'organisme.

La miction est l'évacuation de l'urine, déclenchée par la vidange de la vessie.

Q4 :

Le suc gastrique, le suc pancréatique et le suc intestinal interviennent dans les phases chimiques de la digestion.

Q5 :

Les fonctions du testicule sont la **production d'hormone** (testostérone) et la **production de spermatozoïdes**.

Q6 :

Anorexie : perte ou diminution de l'appétit.

Diarrhée : élimination fréquente de selles liquides.

Nausée : envie de vomir.

Dysphagie : difficulté à avaler.

Infection nosocomiale : infection contractée au cours d'une hospitalisation.

Q7 :

Organe	Sens	Eléments constitutifs
Oeil	Vue	Rétine
Oreille	Ouie	Enclume
Langue	Goût	Papilles gustatives
Peau	Toucher	Récepteur thermique
Nez	Odorat	Epithélium olfactif

Q8 :

1) Ration alimentaire : quantité moyenne d'aliments nécessaire à un sujet sain par 24 heures par rapport à son poids, sa taille, son âge, son activité et son sexe.

2) 25 % de 132 grammes représente ¼ de 132g soit 132 /4 = **33g.**

en consommant 3 pommes, il mange donc : 33 X 3 = **99g de fructose**.

3)

Aliments riches en féculents : pâtes, riz.

Aliments riches en lipides : fruits secs, charcuterie.

Aliments riches en protides : œuf et poisson.

Q9 :

1-A-B

2-C

3-A-B

4-A-C

SUJET 11

ANATOMIE - PHYSIOLOGIE

Système cardio-vasculaire

Question n°1 :

Reconstituez la circulation sanguine liant les organes suivants :

Cœur	Poumons	Cerveau
Intestins	Reins	Muscles

Question n°2 :

a) Comparez une artère et une veine.

b) Donnez un exemple de veine et un exemple d'artère.

c) Qu'appelle-t-on vasomotricité ?

Système endocrinien

Question n°3 :

Donnez la définition d'hormone.

Question n°4 :

Associez les organes endocrines et les hormones proposées :

ORGANES ENDOCRINES			HORMONES
		a	LH
Ovaires	1	b	Progestérone
Testicules	2	c	Testostérone
Hypophyse	3	d	Insuline
Pancréas	4	e	Oestrogènes
		f	Glucagon

Système nerveux

Question n°5 :

Légendez le schéma du système nerveux central

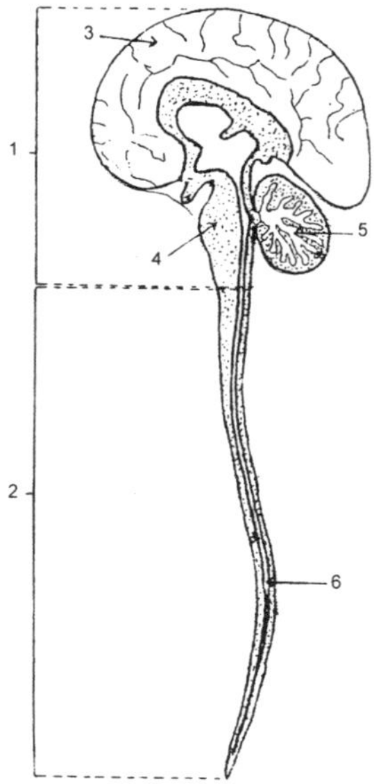

Question n°6 :

Donnez le rôle des structures 3-4-5

Question n°7 :

Nommez les méninges dans l'ordre de la plus externe à la plus interne

Question n°8 :

a) Indiquez où se trouve le liquide céphalorachidien

b) Citez les structures qui le sécrètent

c) Donnez deux rôles du liquide céphalorachidien

Système reproducteur féminin

Question n°9 :

a) Représentez sur un axe horizontal un cycle féminin de 29 jours en indiquant :

- la phase folliculaire
- la phase lutéale
- l'ovulation
- la période de règles

b) Citez les hormones ovariennes, les structures qui les fabriquent et les périodes du cycle durant lesquelles elles sont produites.

NUTRITION

Question n°1 :

Le tableau suivant donne les valeurs nutritionnelles d'un yaourt aux fruits :

Valeur nutritionnelle	Pour 100g de Yaourt aux fruits
Protéines	3,9 g
Glucides	14,4 g
Lipides	3,3 g
Calcium	96 mg

Un gramme de glucide apporte 4 Kilocalories.

Un gramme de protide apporte 4 Kilocalories.

Un gramme de lipide apporte 9 Kilocalories.

Calculez la valeur énergétique d'un yaourt de 125 grammes.

Question n°2 :

L'apport journalier recommandé de calcium doit être pour une femme adulte de 800mg.

Calculez le pourcentage des Apports Journaliers Recommandés en calcium renfermé dans un pot de yaourt.

Correction sujet 11

ANATOMIE - PHYSIOLOGIE

Système cardiovasculaire

Q1 :

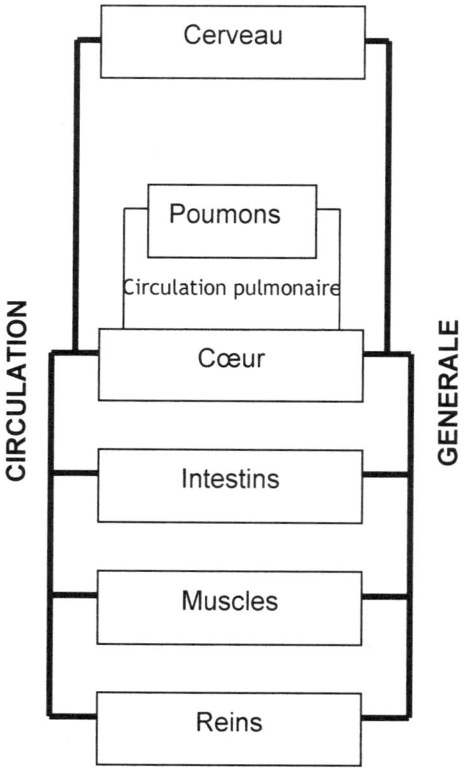

Q2 :

a) Les artères et les veines sont des **vaisseaux sanguins**. **Dans les artères**, le sang circule **du cœur vers les organes**. **Dans les veines**, le sang circule **des organes vers le cœur**. **Les artères** possèdent **une paroi épaisse, musculeuse et élastique**. Le sang y circule **par saccade**. **Les veines** possèdent **une paroi mince et flasque**. Le sang y circule **plus lentement et en continu**.

a) Exemple d'artère : Aorte

b) Exemple de veine : Veine cave supérieure

c) La vasomotricité est la capacité qu'ont les artères à faire varier leur diamètre. Cette propriété est nécessaire à la régulation de la pression artérielle et du débit sanguin.

Système endocrinien

Q3 :

Hormone : molécule produite par un organe endocrine, véhiculée par le sang à destination d'un organe cible. Grâce aux hormones, une communication entre les organes peut s'établir.

Q4 :

1/b ; 1/e ; 2/c ; 3/a ; 4/d ; 4/f

Système nerveux

Q5 :

1	Encéphale	4	Bulbe rachidien
2	Moelle épinière	5	Cervelet
3	Cortex cérébral	6	Canal de l'épendyme

Q6 :

3 – Le cortex cérébral joue un rôle dans les fonctions motrices, sensitives et sensorielles. Il permet le comportement conscient.

4 – Le bulbe rachidien joue un rôle dans la régulation des rythmes respiratoire et cardiaque.

5 – Le cervelet joue un rôle dans l'équilibre, la coordination des mouvements et le tonus musculaire.

Q7 :

Dure-mère → Arachnoïde → Pie-mère

Q8 :

Le liquide céphalorachidien joue un rôle dans la nutrition du système nerveux et dans sa protection contre les microorganismes, les coups et les traumatismes.

Système reproducteur féminin

Q9 :

a)

Jours	1	2	3	4	5	6	7	8	9	10	11	12	13	14	15	16	17	18	19	20	21	22	23	24	25	26	27	28	29
	R	R	R	R	R																								

R	Règles		Phase folliculaire		Ovulation		Phase lutéale

b) Les oestrogènes sont fabriqués par le follicule durant la phase folliculaire et par le corps jaune durant la phase lutéale.

La progestérone est fabriquée par le corps jaune durant la phase lutéale.

NUTRITION

Q1 :

Valeur nutritionnelle	Pour un yaourt de 125 g	Valeur énergétique
Protéines	3,9 x 125/100 = 4,875 g	4,875 x 4 = 19,5 Kcal
Glucides	14,4 x 125/100 = 18 g	18 x 4 = 72 Kcal
Lipides	3,3 x 125 :100 = 4,125 g	4,125 = 37,125 Kacl

Un **yaourt de 125** g a une valeur énergétique de

19,5 + 72 + 37,125 = 128, 625 ≈ **129 Kcal**

Q2 :

L'apport journalier recommandé en calcium pour une femme adulte est de 800 mg.

Un pot de yaourt de 125 g apportent 96 x 125/100 = 120 mg de calcium soit 120 x 100/800 = **15 % des Apports Journaliers Recommandés.**

SUJET 12

Question n°1 : (4 points)

1) Donnez un titre au schéma suivant.

2) Légendez-le.

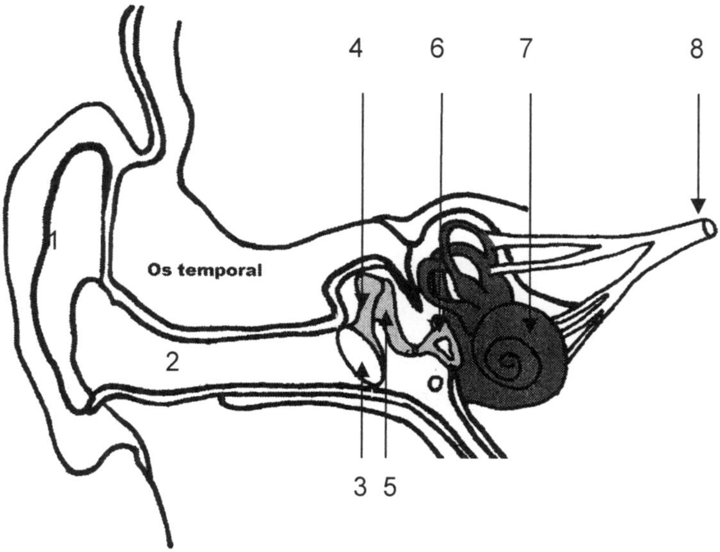

3) Indiquez quelles sont les 3 parties de l'oreille.

Question n°2 : (4 points)

1) Pour chaque affirmation, choisissez la bonne réponse :

1. Les papilles sont des structures intervenant :
   - A. dans la reconnaissance des saveurs
   - B. dans l'audition
   - C. dans la vision des couleurs
   - D. dans les sensations thermiques

2. La zone de l'œil sensible à la lumière est :
   - A. l'iris
   - B. la rétine
   - C. la choroïde
   - D. le cristallin

3. L'humeur aqueuse se situe :
   - A. dans la peau
   - B. dans l'oreille
   - D. dans l'œil
   - E. sur la langue

4. La chaîne des osselets est située dans :
   - A. l'oreille moyenne
   - B. l'oreille interne
   - C. la muqueuse nasale
   - D. la peau

Question n°3 : (2 points)

Citez les phénomènes mécaniques intervenant dans la digestion et précisez à quel niveau du tube digestif ils correspondent.

Question n°4 : (2 points)

Définissez les termes suivants :

Hématémèse

Polyurie

Incontinence urinaire

Question n°5 : (2 points)

Chez un individu, le tissu adipeux représente 15% de la masse corporelle.

1) Pour un individu de 75 Kg, exprimez en Kg la masse représentée par son tissu adipeux. Vous détaillerez votre calcul.

2) Parmi les phrases suivantes, indiquez celles qui vous semblent correspondre à de bonnes habitudes alimentaires. Corrigez les autres phrases.

1. On peut sauter un repas sans problème.
2. Manger debout facilite la digestion.
3. Il faut éviter de manger trop de sucreries.
4. Il est conseillé de manger de la viande à chaque repas.
5. Le grignotage favorise la prise de poids et doit être évité.
6. Il faut boire 1.5 litre d'eau par jour.

Question n°6 : (2 points)

Marc, âgé de 34 ans, va déjeuner dans un lieu de restauration rapide le samedi. Il y consomme un hamburger, une portion de frites et une boisson au cola. Le tableau ci-dessous donne l'apport de chacun des ces aliments :

	Protides en g	Glucides en g	Lipides en g	Energie en Kj
Hamburger	23	26.5	25	1066
Frites	1.5	11.5	65.5	1183
Boisson	/	36	/	612

1) Ce repas couvre-t-il les besoins énergétiques quotidiens d'un adulte ? Si non combien en couvre-t-il en % (besoins énergétiques quotidiens pour un adulte = 11300 Kj) ?

2) Evaluez l'équilibre alimentaire de ce repas en %.

3) Sachant que la répartition doit être : 55 % de glucides, 15 % de protides et 30 % de lipides, que peut-on conclure sur l'apport quantitatif et qualitatif de ce repas ?

Question n° 7 : (2 points)

Quels sont les rôles du sang ?

Question n° 8 : (2 points)

Complétez les phrases suivantes :

L'intérieur du cœur est tapissé par une membrane appelé ....

Dans le cycle cardiaque, ... correspond à la phase de contraction du cœur.

Le sang retourne au cœur par ....

Les plus petits vaisseaux sanguins sont ....

Un écoulement abondant de sang par une plaie est ....

.... est une accélération du rythme cardiaque.

Correction du sujet 12

Q1 :

1) **Titre** : l'oreille

2) 1 = pavillon ; 2 = conduit auditif ; 3 = tympan ; 4 = marteau ;

5 = enclume ; 6 = étrier ; 7 = cochlée ; 8 = nerf auditif.

Q2 :

1	2	3	4
A	B	C	A

Q3 :

Mastication	Déglutition	Brassage	Brassage	Défécation
Bouche	Pharynx	Estomac	Intestin	Anus

Q4 :

Hématémèse : rejet de sang rouge par la bouche, provenant de l'estomac.

Polyurie : augmentation du volume des urines supérieur ou égal à 3 litres.

Incontinence urinaire : émission involontaire d'urine diurne ou nocturne.

Q5 :

1) La masse de tissu adipeux représente 15% de 75 Kg soit :

75 X 15 / 100 = **11.25 Kg**.

2) Les phrases correspondant à de bonnes habitudes alimentaires sont les phrases **3, 5 et 6**.

Les phrases à corriger sont :

La **phrase 1** car il ne faut pas sauter de repas.

La **phrase 2** car il faut manger assis.

La **phrase 4** car il faut manger de la viande 3 fois par semaine.

Q6 :

1) Besoins énergétiques quotidiens pour un adulte = 11300 Kj. Total du repas = 2861 Kj.

11300Kj couvrent 100% de l'apport quotidien donc 2861 Kj couvrent :

2861 X 100/11300 = **25,3 %.**

2) Evaluation de l'équilibre alimentaire :

total en g = 189 g

protides : 24,5 X 100/189 = **13 %**

lipides : 90,5 X 100/189 = **48 %**

glucides : 61 – 100 = **39 %**

3) Apport qualitatif : ce repas est trop **pauvre en protides et en glucides et beaucoup trop riche en lipides**.

Apport quantitatif : le déjeuner doit apporter 40 % des apports journaliers. Il ne couvre donc pas la **totalité** des besoins. **Ce repas est déséquilibré qualitativement et quantitativement**.

Q7 :

Les rôles du sang sont :

le transport des gaz respiratoires,

le transport des hormones,

la coagulation,

les défenses de l'organisme.

Q8 :

L'intérieur du cœur est tapissé par une membrane appelée **endocarde**.

Dans le cycle cardiaque, **la systole** correspond à la phase de contraction du cœur.

Le sang retourne au cœur par **les veines**.

Les plus petits vaisseaux sanguins sont **les capillaires**.

Un écoulement abondant de sang par une plaie est **une hémorragie**.

La tachycardie est une accélération du rythme cardiaque.

SUJET 13

Question n°1 :

Légendez le schéma de la cellule.

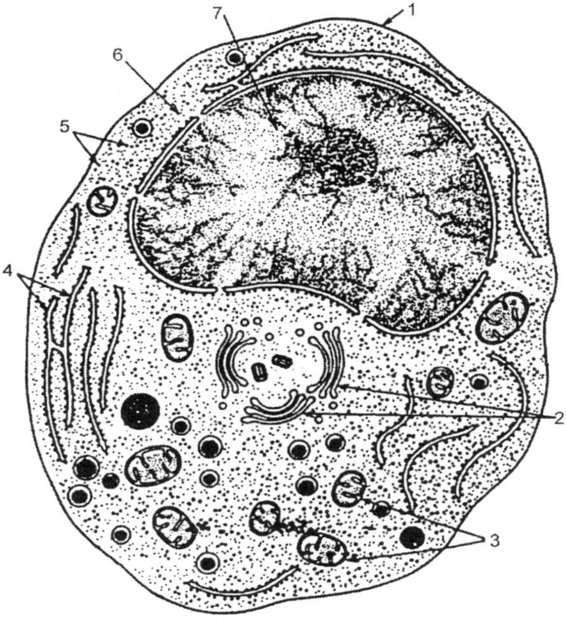

Question n°2 :

Donnez le rôle des structures 3 et 7.

Question n°3 :

a) Définissez la mitose.

b) Nommez dans l'ordre chaque phase de la mitose.

c) Expliquez à l'aide de schémas légendés, le déroulement de la mitose. Prenez comme point de départ une cellule à 4 chromosomes.

Question n°4 :

Un cycle cellulaire complet comprend deux phases qui se succèdent : l'interphase dure 18 heures et la mitose dure 2 heures.

a) Représentez sur le diagramme suivant la part qu'occupent l'interphase et la mitose. Justifiez votre réponse par le calcul.

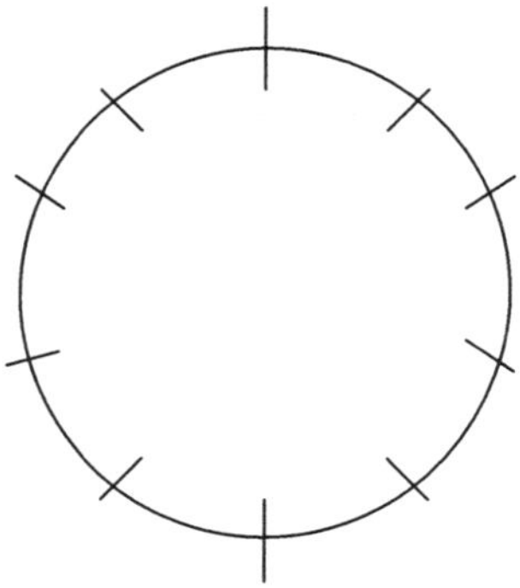

b) Calculez le nombre de cycles cellulaires complets pouvant se dérouler sur 8 jours.

c) Calculez le nombre de cellules formées à partir d'une cellule en 8 jours.

Question n°5 :

a) Nommez l'organe proposé par le schéma suivant.

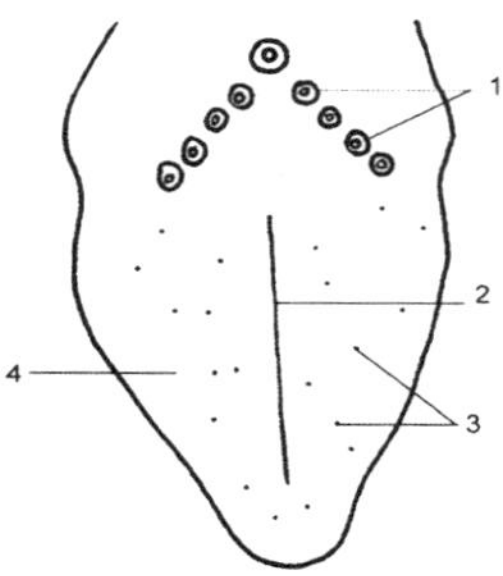

b) Légendez cet organe.

c) Indiquez les sens que cet organe peut percevoir.

d) Citez les 4 saveurs fondamentales.

e) Indiquez sur le schéma les régions où ces saveurs sont le mieux perçues.

Question n°6 :

A la cantine du collège de votre fils de 15 ans, le menu du déjeuner était le suivant :

- tomates en salade
- escalope de dinde à la crème
- épinards
- riz au lait
- pain
- eau

Pour chaque aliment :

a) Citez le groupe auquel il appartient.

b) Indiquez le principal constituant qu'il renferme et son rôle

(Vous pouvez présenter votre réponse sous forme d'un tableau).

Votre fils vous dit qu'en fait, il n'a pas mangé d'escalope.

c) Indiquez quel argument vous avancez pour le convaincre à l'avenir, de manger sa viande.

d) Précisez par quel(s) aliment(s) le cuisinier aurait pu remplacer l'escalope de dinde.

Question n°7 :

Citez les avantages du lait de femme.

Question n°8 :

Adeline a un mois et pèse 4 kg, sa mère a choisi de ne pas l'allaiter et lui prépare donc des biberons.

a)

b) Calculez la ration lactée journalière nécessaire à Adeline. Justifiez votre réponse.

c) Calculez la ration par biberon. Justifiez votre réponse.

Correction du sujet 12

Q1 :

1	Membrane plasmique
2	Appareil de Golgi
3	Mitochondrie
4	Reticulum endoplasmique granuleux
5	Ribosome
6	Cytoplasme
7	Noyau

Q2 :

3 – Mitochondrie : Site de production de l'énergie cellulaire

7 – Noyau : Chef d'orchestre de la cellule. Il renferme l'information génétique sous forme d'ADN.

Q3 :

a) La mitose est une division cellulaire qui forme à partir d'une cellule, deux cellules qui lui sont génétiquement identiques.

b) Prophase – Métaphase – Anaphase – Télophase

c) La mitose se déroule en 4 phases :

- Durant la prophase, le matériel génétique se condense pour former les chromosomes. Chaque chromosome est formé de deux chromatides génétiquement équivalentes.
- Durant la métaphase, les chromosomes se positionnent à l'équateur d'un fuseau qui servira de guide à la migration des chromosomes.
- Durant l'anaphase, les chromosomes se scindent en deux chromatides qui migrent chacune aux pôles de la cellule.
- Durant la télophase, les chromatides se condensent et le noyau se reforme dans chacune des deux cellules nouvellement produites.

Chaque mitose est précédée d'une phase « interphase », plus ou moins longue durant laquelle la cellule réalise des synthèses de molécules, notamment des synthèses d'ADN.

Lors d'un cycle cellulaire, interphase et mitose se succèdent.

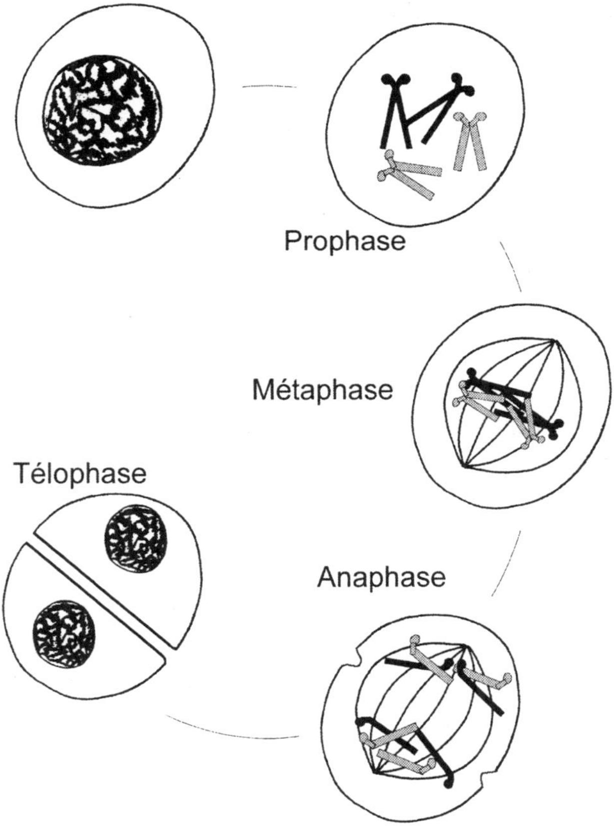

Q4 :

a)

La **mitose** dure 2 heures sur les 20 heures du cycle cellulaire, ce qui équivaut à **1/10 du temps**.

L'**interphase** dure 18 heures sur les 20 heures du cycle cellulaire, ce qui équivaut à **9/10 du temps**.

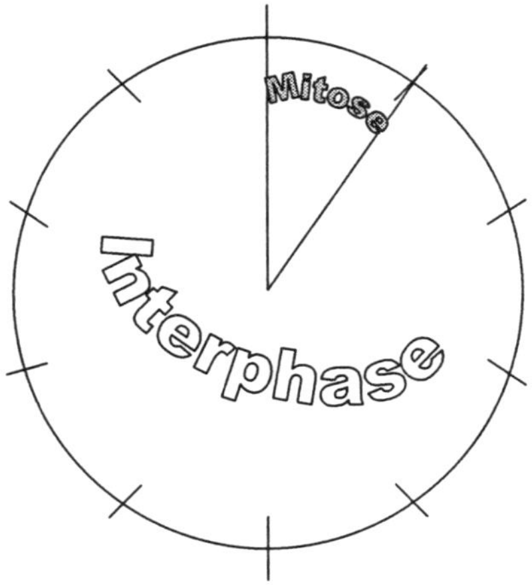

b)

8 jours équivalent à 8 x 24 = 192 heures,

un cycle cellulaire durant 20 heures il se déroule 192/20 = **9 cycles cellulaires** complets et il reste 12 heures.

c) En 9 cycles cellulaires complets, se déroulent 9 mitoses.

Lors de chaque mitose il se forme 2 cellules donc :

à partir d'une cellule, il se forme 2 = 2^1 cellules (première mitose)

à partir de 2 cellules, il se forme 4 = 2^2 cellules (deuxième mitose)

à partir de 4 cellules, il se forme 8 = 2^3 cellules (troisième mitose)

à partir de 8 cellules, il se forme 16 = 2^4 cellules (quatrième mitose)

à partir de 16 cellules, il se forme 32 = 2^5 cellules (cinquième mitose)

à partir de 32 cellules, il se forme 64 = 2^6 cellules (sixième mitose)

à partir de 64 cellules, il se forme 128 = 2^7 cellules (septième mitose)

à partir de 128 cellules, il se forme 256 = 2^8 cellules (huitième mitose)

à partir de 256 cellules, il se forme 512 = 2^9 cellules (neuvième mitose).

En 9 mitoses, il se forme à partir d'une cellule, **512 cellules**.

Q5 :

a) L'organe proposé est la langue.

b)

1	Papilles caliciformes	3	Papilles fungiformes
2	Sillon médian	4	Muscles de la langue

c) sens que peut percevoir la langue sont le goût et le toucher.

d) Les 4 saveurs fondamentales sont l'amer, l'acide, le sucré et salé.

e)

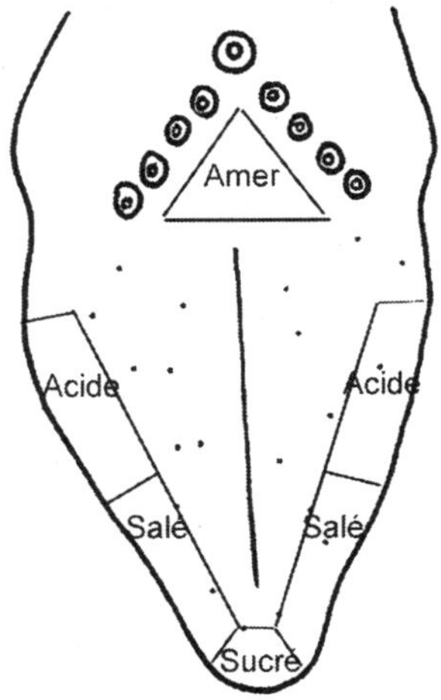

Q6 :

a)

Aliment du menu	Groupe d'appartenance	Principal constituant	Rôle du principal constituant
Tomates	Fruits et légumes crus	Vitamines Sels minéraux Fibres	Fonctionnel
Huile	Matières grasses	Lipides	Energie et thermorégulation
Escalope	Viandes/Poissons/Oeufs	Protides	Bâtisseur
Crème fraîche	Matières grasses	Lipides	Energie et thermorégulation
Epinards	Fruits et légumes cuits	Vitamines Sels minéraux Fibres	Fonctionnel
Riz	Produits sucrés	Glucides	Energie musculaire
Lait	Produits laitiers	Calcium	Constitution des os et des dents
Sucre	Féculents/Produits sucrés	Glucides	Energie musculaire
Pain	Féculents/Produits sucrés	Glucides	Energie musculaire
Eau	Eau	Eau	Hydratation

b) Les adolescents sont en pleine période de croissance, aussi les éléments bâtisseurs que sont les protides leur sont indispensables.

c) Le cuisinier aurait pu remplacer l'escalope de dinde par une autre viande, un poisson ou des œufs.

Q7 :

Le lait de femme est bien adapté aux besoins de l'enfant, est bien digéré et apporte les anticorps maternels.

Q8 :

a)

Pour calculer la ration lactée journalière nécessaire à Adeline on utilise la formule suivante :

Ration de lait par 24 heures = Poids de l'enfant en grammes/10 + 250 ml

Ration de lait par 24 heures = 4000/10 + 250 ml = **650 ml**

b)

Adeline a 1 mois, elle prend donc 6 repas. Par biberon elle consommera 650/6 = 108 ml de lait.

SUJET 14

Question n°1 : (3 points)

Complétez le schéma suivant :

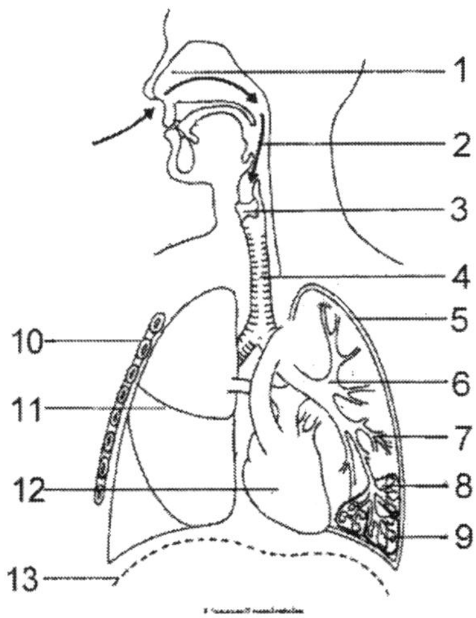

L'appareil respiratoire

Question n°2 : (3 points)

Vous rencontrez Madame Ludivine, 25 ans, qui vous annonce qu'elle est enceinte. Elle vous fait part de son inquiétude car elle n'est pas immunisée contre la toxoplasmose.

1) Quels sont les risques encourus par le bébé si Madame Ludivine contracte la maladie ?

2) Quelles mesures d'hygiène pourriez-vous lui donner pour éviter d'être contaminée ?

Question n°3 : (5 points)

Le tableau suivant vous donne la comparaison du sang et de l'urine :

Eléments	Plasma (en g/l)	Urine (en g/l)
Eau	910	950
Protéines	70	0
Lipides	3	0
Glucose	1	0
Chlore	3.7	6
Sodium	3.2	5
Potassium	0.2	1.5
Urée	0.3	20
Acide urique	0.03	0.5
Créatinine	0.01	1
Acide hippurique	0	2
Ammoniaque	0	0.7

1) Citez les éléments présents à la fois dans l'urine et le plasma.

2) Citez les éléments qui ne sont présents que dans le sang.

3) Citez les éléments qui ne sont présents que dans l'urine.

4) Définissez le terme de glycosurie.

5) Donnez un synonyme d'incontinence.

6) L'urine se compose de :

- 920 g d'eau par litre d'urine
- 9 g par litre de chlorure de sodium
- 25 g par litre d'urée
- 0.5 g par litre d'acide urique

Calculez la quantité d'eau, de chlorure de sodium, d'urée et d'acide urique éliminés par une personne ayant uriné 1.5 litre dans sa journée.

Question n°4 : (3 points)

Vous travaillez en crèche collective, auprès d'enfants âgés de 3 mois à 3 ans. Certains enfants de cette crèche sont alimentés avec du lait de croissance, en fonction de leur âge.

1) Indiquez les constituants énergétiques de ce lait sachant qu'il est riche en fer et en acides gras.

2) Enoncez le rôle nutritionnel du fer.

3) Indiquez le nom de la carence en fer.

Question n°5 : (4 points)

Indiquez les différents sens qui pourraient intervenir dans la perception sensorielle des aliments en complétant le tableau ci-dessous :

Perception sensorielle des aliments	Sens
Saveur	
Odeur	
Forme, couleur, aspect	
Craquant, croustillant	
Texture, consistance	

Question n°6 : (2 points)

Les globules blancs ou leucocytes nous défendent contre les invasions microbiennes. Pour remplir ce rôle, ils sont dotés de propriétés spécifiques.

1) Expliquez la diapédèse.

2) Expliquez la phagocytose.

Correction sujet 14

Q1 :

1 : fosses nasales
2 : pharynx
3 : larynx
4 : plèvre
5 : trachée
6 : bronche
7 : bronchiole
8 : lobe inférieur
9 : sac alvéolaire
10 : côte
11 : poumon
12 : cœur
13 : diaphragme

Q2 :

1) Il y a un **risque de malformations (yeux, système nerveux).**

2) Mesures d'hygiène :

- **Eviter la présence des chats**.
- **Bien faire cuire la viande**.
- **Ne pas consommer de viande crue, même salée (jambon, saucisson…)**.
- **Bien laver les crudités, préférer les légumes crus que l'on peut éplucher**.

Q3 :

1) **Eau, Chlore, Sodium, Potassium, Urée, Acide urique et Créatinine.**

2) **Protéines, Lipides, Glucose.**

3) **Acide Hippurique, Ammoniaque.**

4) **Glycosurie** : présence de glucose dans les urines.

5) **Enurésie**.

6)

- **Quantité d'eau** :

920 g X 1.5 litre / 1 litre = **1380 grammes**.

- **Quantité de Chlorure de sodium :**

9 g X 1.5 litre / 1 litre = **13.5 grammes**.

- Quantité d'urée :

25 g X 1.5 / 1 litre = **37.5 grammes.**

- Quantité d'Acide Urique :

0.5 g X 1.5 / 1 litre = **0.75 gramme.**

Q4 :

1) Les constituants énergétiques sont **les protéines, les lipides et les glucides.**

2) Le fer intervient **dans le formation de l'hémoglobine des hématies.**

3) La carence en fer est **l'anémie.**

Q5 :

Perception sensorielle des aliments	Sens
Saveur	**Le goût**
Odeur	**L'odorat**
Forme, couleur, aspect	**La vue**
Craquant, croustillant	**L'ouie**
Texture, consistance	**Le toucher**

Q6 :

1) Les leucocytes peuvent sortir des vaisseaux par diapédèse. La diapédèse est **la possibilité de quitter les vaisseaux sanguins en passant entre deux cellules constituants la paroi des capillaires.**

2) Phagocytose vient du grec phagein = manger. La phagocytose est **l'élimination des particules étrangères** par **lyse**. **Les**

polynucléaires et des macrophages sont capables réaliser cette tâche.

SUJET 15

ANATOMIE – PHYSIOLOGIE

A – L'appareil locomoteur (sur 8 points)

Question n°1 : (2,5 points)

Indiquez le type de fibre représentée ci-dessous et complétez la légende

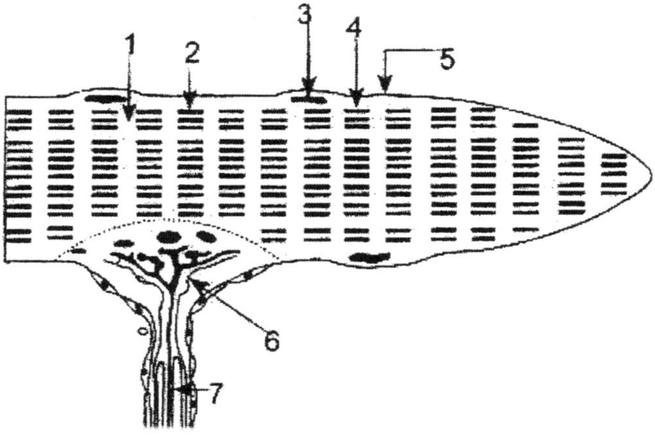

Question n°2 : (1 point)

Citez et définissez les quatre propriétés des muscles.

Question n°3 : (1,75 point)

Identifiez l'articulation représentée sur le schéma ci-dessous et complétez la légende

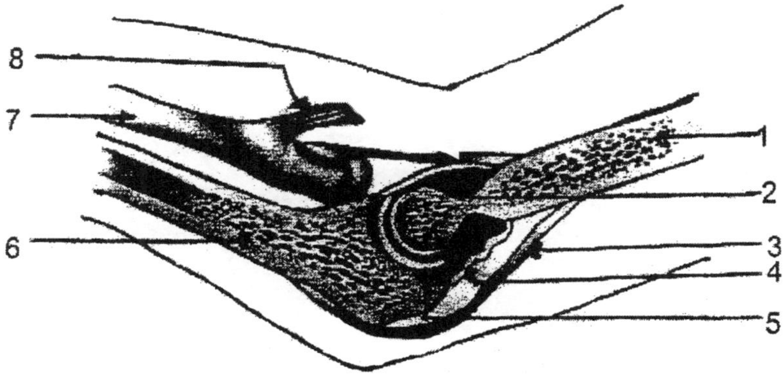

Question n °4 : (0,75 point)

a) Citez les trois types d'articulation.

b) Donnez un exemple pour chacun des types.

Question n°5 : (2 points)

a) Citez deux types différents d'accidents relatifs aux articulations.

b) Définissez les.

c) Donnez les premiers signes.

d) Expliquez la conduite à tenir lors des premiers secours.

Compréhension : (sur 2,5 points)

Question n°1 : (2,5 points)

a) Complétez la légende du schéma ci-dessous.

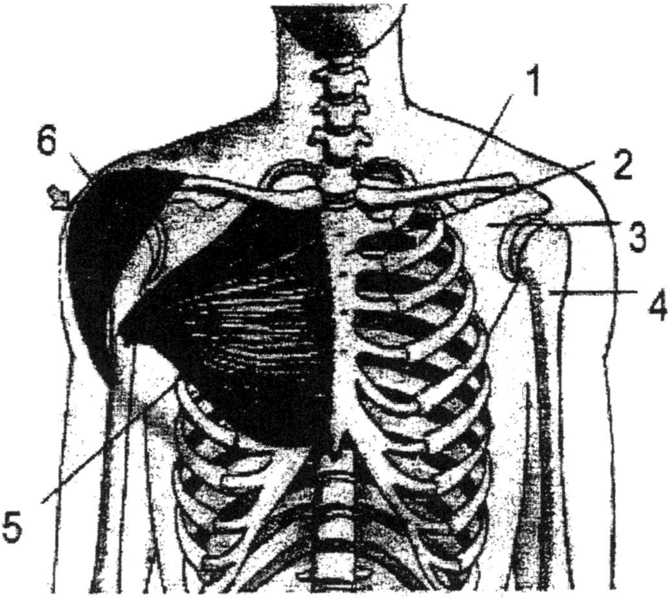

b) En vous aidant du schéma précédent, indiquez quel muscle se contracte lorsque vous effectuez le mouvement A.

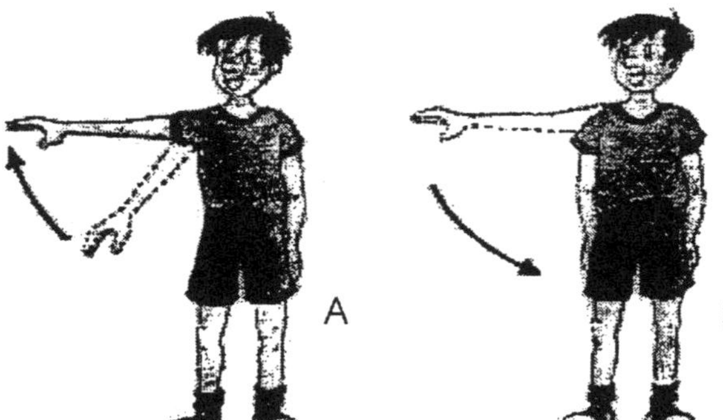

c) En observant les points d'attache de ce muscle, expliquez comment ce mouvement est possible.

d) Mêmes questions pour le mouvement présenté en B.

e) Comment qualifiez- vous l'ensemble de ces deux muscles ?

C – Le Système nerveux (4 points)

Question n°1 : (1 point)

Légendez le schéma proposé

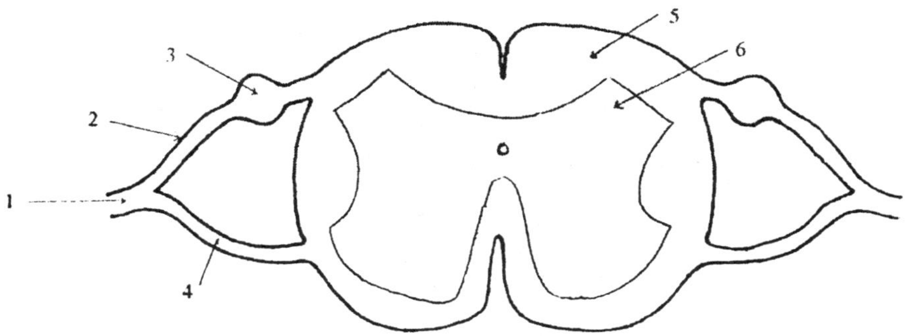

Question n°2 : (1,75 point)

Tracez sur le schéma ci-dessus les deux neurones liant la peau et un muscle.

Question n°3 : (0,25 point)

Fléchez le sens du message nerveux se propageant le long de ces cellules lors d'un réflexe.

Question n°4 : (1 point)

Complétez la grille ci-dessous et donnez la définition du mot caché (en gris).

1. Zone de contact entre deux neurones
2. Elément du système sensoriel, sensible à une variation de stimulus
3. Nutriment indispensable du cerveau
4. Zone périphérique du cerveau

5. Substance perturbant le fonctionnement du système nerveux
6. Ensemble de fibres nerveuses conduisant les messages nerveux sensitifs ou moteurs
7. Organe recevant les messages nerveux moteurs venant du cerveau

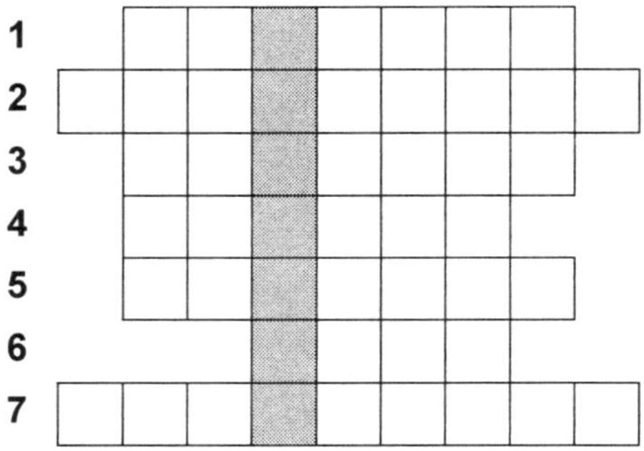

D – ALIMENTATION – NUTRITION

- Le glucose

Question n°1 : (0,25 point)

Définissez la glycémie.

Question n°2 : (0,25 point)

Indiquez 2 causes de sa variation.

Question n°3 : (0,25 point)

Expliquez ce qu'est le diabète sucré.

Question n°4 : (0,25 point)

Précisez le régime alimentaire à suivre en cas de diabète.

- Le calcium

Question n°1 : (0,75 point)

Précisez les besoins en calcium d'un adulte, d'un adolescent et d'une personne âgée.

Question n°2 : (0,25 point)

Citez une maladie liée à une hypocalcémie.

Question n°3 : (0,5 point)

Indiquez les aliments particulièrement riches en calcium.

Correction sujet 15

ANATOMIE – PHYSIOLOGIE

A – L'appareil locomoteur (sur 8 points)

Q1 :

La fibre proposée est une fibre musculaire striée squelettique avec plaque motrice.

1	Bande claire/Bande I	5	Sarcolemme
2	Bande sombre/Bande A	6	Arborisation terminale
3	Noyau	7	Axone
4	Sarcoplasme		

Q2 :

Les quatre propriétés du muscle sont : **l'excitabilité, la contractilité, l'extensibilité et l'élasticité.**

L'excitabilité est la faculté de percevoir un stimulus et d'y répondre.

La contractilité est la capacité de se contracter avec force en présence d'une stimulation.

L'extensibilité est la faculté d'étirement.

L'élasticité est la possibilité qu'ont les muscles de se raccourcir et de reprendre leur position initiale.

Q3 :

L'articulation est celle du coude.

1	Humérus	5	Cartilage
2	Cavité synoviale	6	Cubitus
3	Capsule articulaire	7	Radius
4	Membrane articulaire	8	Tendon

Q4 :

a) Types d'articulation	b) Exemple
Diarthroses (articulations synoviales)	**Genou** (toutes les articulations des membres sont des diarthroses)
Synarthroses (articulations fixes)	Articulations des **os du crâne**
Amphiarthroses (articulations semi-mobiles)	Articulations des **vertèbres**

Q5 :

a) **Entorse et luxation** sont deux types d'accidents relatifs aux articulations.

b) Une **entorse** est une élongation ou déchirure des ligaments.

Une **luxation** est un déplacement des os par rapport à leur place normale.

c) Les premiers signes d'une entorse sont la **douleur, l'impotence partielle et le gonflement de l'articulation lésée**.

Les premiers signes d'une luxation sont la **douleur, l'impotence et le gonflement de l'articulation lésée.**

d) La conduite à tenir lors des premiers secours est **l'immobilisation**, la réduction de la luxation ne peut-être pratiquée que par une personne compétente.

B - Compréhension :

Q1 :

a)

1	Clavicule	4	Humérus
2	Sternum	5	Grand pectoral
3	Omoplate	6	Deltoïde

b) Lorsqu'on effectue le mouvement A, le **deltoïde** se contracte.

c) Lors de sa contraction, le deltoïde en se raccourcissant, tire sur l'humérus qui s'élève : c'est le mouvement d'**abduction**. Le grand pectoral est alors relâché.

d) Lorsqu'on effectue le mouvement B , le **grand pectoral** se contracte, ce qui le raccourcit et ramène l'humérus près du corps : c'est le mouvement d'**adduction**. Le deltoïde est alors relâché.

e) **Deltoïde et grand pectoral** ont des actions opposées, ce **sont des muscles antagonistes**.

C - Le Système nerveux

Q1 :

1	Nerf rachidien	4	Racine ventrale
2	Racine dorsale	5	Substance blanche
3	Ganglion rachidien	6	Substance grise

Q2 + Q3 :

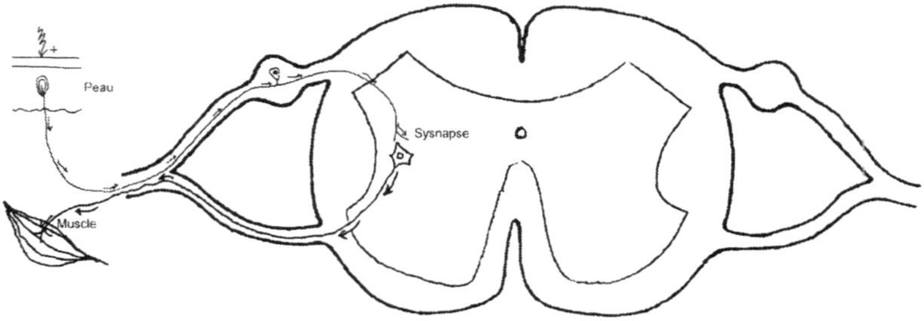

Q4 :

1		S	Y	**N**	A	P	S	E	
2	R	E	C	**E**	P	T	E	U	R
3		G	L	**U**	C	O	S	E	
4		C	O	**R**	T	E	X		
5		D	R	**O**	G	U	E	S	
6				**N**	E	R	F		
7	E	F	F	**E**	C	T	E	U	R

Neurone : cellule nerveuse

D – ALIMENTATION – NUTRITION

- Le glucose

Q1 :

Glycémie : Taux de glucose dans le sang (0,8 à 1g/l de sang).

Q2 :

La glycémie peut varier transitoirement :

- **après un repas** le glucose issu de la digestion est absorbé dans le sang, la glycémie s'élève alors : c'est l'**hyperglycémie**.
- **lors d'un effort**, les muscles demandent plus de glucose pour produire davantage d'énergie, la glycémie est alors abaissée : c'est l' **hypoglycémie.**

Q3 :

La glycémie est maintenue constante sous l'action de deux hormones : l'insuline et le glucagon. Lorsque la glycémie s'élève, le pancréas sécrète de l'insuline qui induit le stockage du glucose excédentaire et permet le retour à la valeur glycémique de base. **Dans le cas d'un diabète sucré, l'insuline n'est pas produite ou pas fonctionnelle, la glycémie reste anormalement élevée.**

Q4 :

Le régime devra **éviter un apport trop massif de glucides**. 45 % de la ration énergétique contre 55 % chez un individu non diabétique.

Les sucres lents seront privilégiés aux dépends des sucres rapides.

La prise de nourriture sera fractionnée en 5 repas de façon à régulariser l'apport en glucides.

- **Le calcium**

Q1 :

Individu	**Besoins en calcium mg/jour**
Adulte	**900**
Adolescent	**1200**
Personne âgée	**1400**

Q2 :

Le rachitisme et l'ostéoporose sont deux conséquences possibles d'une carence en calcium.

Q3 :

Le **lait** et les **produits laitiers** sont des aliments particulièrement riches en calcium.

SUJET 16

Question n°1 : (2.5 points)

Paul, âgé de 3 ans, doit rentrer à l'école maternelle. Quels vaccins doit-il avoir obligatoirement ? Précisez contre quelles maladies il sera protégé.

Question n°2 : (2 points)

Définissez les différences d'actions entre un sérum et un vaccin, en recopiant et complétant le tableau ci-dessous :

	VACCIN	SERUM
Que contient-il ?		
Au bout de combien de temps est-il efficace ?		
Pendant combien de temps est-il efficace ?		
Dans quel but est-il utilisé ?		

Question n°3 : (0.5 point)

Donnez les termes correspondant aux définitions suivantes :

1) Destruction définitive de tout germe microbien, par stérilisation.

2) Destruction momentanée des germes sur une matière vivante par utilisation d'alcool à 90°, eau oxygénée…

Question n°4 : (1 point)

Trouvez l'anomalie de l'œil correspondant aux définitions suivantes :

1) L'image se produit en avant de la rétine car le cristallin est trop convergent.

2) L'image se produit en arrière de la rétine car la convergence du cristallin est trop faible.

3) Il y a perte d'élasticité du cristallin due à la vieillesse.

4) Il y a opacité du cristallin.

Question n°5 : (2 points)

Citez les 3 couches de la peau et indiquez au moins 5 rôles de la peau.

Question n°6 : (2 points)

L'oreille comporte 3 parties : l'oreille externe, l'oreille moyenne et l'oreille interne.

1) Parmi les éléments suivants, indiquez ceux qui appartiennent à l'oreille externe et à l'oreille moyenne :

- Cochlée
- Conduit auditif
- Marteau
- Cristallin
- Pavillon auriculaire
- Trompe d'eustache
- Rocher
- Tympan
- Enclume
- Humeur vitrée.

2) Quelles sont les fonctions de l'oreille interne ?

Question n°7 : (2 points)

Citez 5 précautions d'hygiène de vie pour prévenir les maladies cardiovasculaires.

Question n°8 : (3 points)

Pour la personne âgée, les produits laitiers sont la base essentielle de l'alimentation.

1) Quels sont les apports de ce groupe d'aliments ?

2) Quels sont leurs rôles ?

Question n°9 : (2 points)

Comment réagit-on face à une hémorragie externe importante ?

Question n°10 : (3 points)

Ecrivez les vaisseaux sanguins ci-dessous face à leurs propriétés :

Artère, capillaire, veine

- Paroi épaisse
- Paroi mince et flasque
- Paroi fine
- Débit sanguin très lent
- Débit sanguin continu
- Débit sanguin saccadé

Correction sujet 16

Q1 :

Vaccins à avoir obligatoirement :

- Le **B.C.G** permettant la **protection contre la tuberculose**.
- Le **pentavalent** protégeant contre **la diphtérie, le tétanos, la coqueluche, la poliomyélite et la méningite**.
- Le **R.O.R** protégeant contre **la rubéole, les oreillons et la rougeole**.

Q2 :

	VACCIN	SERUM
Que contient-il ?	**La forme non pathogène de l'antigène**	**Les anticorps spécifiques d'un antigène**
Au bout de combien de temps est-il efficace ?	**Quelques jours**	**Immédiatement**
Pendant combien de temps est-il efficace ?	**L'efficacité est durable**	**L'efficacité est passagère**
Dans quel but est-il utilisé ?	**Dans un but préventif**	**Dans un but curatif**

Q3 :

1) **Asepsie**

2) **Antisepsie**

Q4 :

1) **Myopie**

2) **Hypermétropie**

3) **Presbytie**

4) **Cataracte**

Q5 :

Les 3 couches de la peau sont : **l'épiderme, le derme et le tissu adipeux.**

Les 5 rôles sont **la protection, la régulation de la température, l'excrétion, la production de vitamine D et les fonctions sensorielles.**

Q6 :

1) Eléments appartenant à l'oreille externe : **le conduit auditif, le pavillon auriculaire.**

Eléments appartenant à l'oreille interne : **la cochlée.**

2) Les 2 fonctions de l'oreille interne sont **l'audition et l'équilibre.**

Q7 :

Pratiquer du sport, ne pas fumer, ne pas boire d'alcool, manger léger le soir, ne pas manger trop gras et éviter les situations de stress.

Q8 :

1) Les produits laitiers apportent surtout **des protéines, du calcium et des vitamines.**

2) Ils ont un rôle dans **l'édification de l'organisme**, et plus particulièrement **des os et des dents**.

Q9 :

Il s'agit d'arrêter l'hémorragie en appuyant fortement sur la plaie.

Q10 :

- Paroi épaisse : **artère**
- Paroi mince et flasque : **veine**
- Paroi fine : **capillaire**
- Débit sanguin très lent : **capillaire**
- Débit sanguin continu : **veine**
- Débit sanguin saccadé : **artère**

SUJET 17

Question n°1 : (3.5 points)

Monsieur Avril, diabétique, est hospitalisé en vue d'équilibrer son diabète. On vous demande de réaliser une analyse de glycosurie et de protéinurie.

1) Définissez ces 2 termes.

2) Pour faire ces analyses, que devez-vous prélever chez le malade ?

3) Lors de l'installation de Monsieur Avril, vous remarquez qu'il présente des hyperkératoses aux pieds. Définissez ce terme.

4) Quelle précaution devez-vous prendre concernant le régime alimentaire de Monsieur Avril ?

Monsieur Alain est admis en service de neurologie. Il est hémiplégique gauche et malentendant.

5) Définissez le terme d'hémiplégie gauche.

6) Citez le nom des 3 osselets se situant dans l'oreille moyenne.

7) Depuis quelque temps, Monsieur Alain perd souvent l'équilibre. On lui diagnostique une labyrinthite. Nommez les structures pouvant être touchées par cette inflammation et expliquez la cause des pertes d'équilibre.

APPAREIL LOCOMOTEUR

Question n°2 : (1 point)

Complétez les phrases suivantes :

Le membre inférieur est formé de plusieurs os. Le fémur est l'os de ....

Il se rattache au tronc au niveau de la ceinture ....

Tibia et .... sont les os de ....

Le membre inférieur est formé à son extrémité par les .... Ce segment s'articule au segment médian par des os appelés ....

Question n°3 : (2 points)

Légendez les schémas suivants et donnez un titre à chaque schéma.

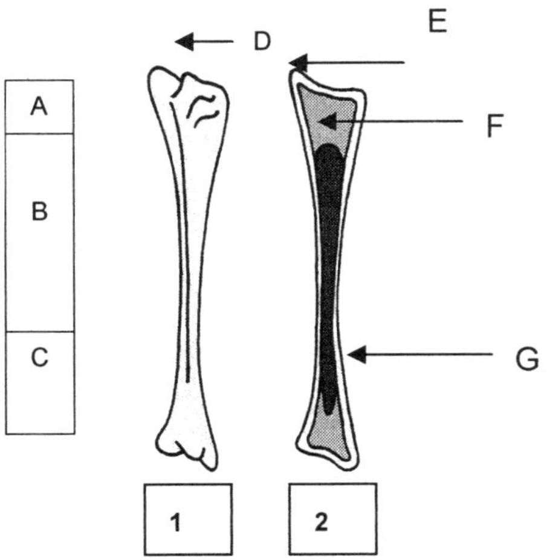

A :

B :

C :

D :

E :

F :

G :

Question n°4 : (1 point)

Citez les 5 fonctions des os.

SYSTEME DIGESTIF

Question n°5 : (2 points)

Pour chaque organe du système digestif, associez la bonne fonction.

a - glandes salivaires	1 - mastication et déglutition
b - bouche et pharynx	2 - solubilisation, lubrification et début de digestion de l'amidon
c - rectum	3 - sécrétion de la bile
d - foie	4 - stockage et émission de la bile
e - estomac	5 - sécrétion du suc pancréatique
f - pancréas	6 - progression des aliments vers l'estomac
g - intestin grêle	7 - brassage des aliments et digestion
h - gros intestin	8 - digestion par des enzymes et absorption
i - vésicule biliaire	9 - absorption d'eau et progression des substances non digérées
j - oesophage	10 - défécation

SYSTEMES ET GRANDES FONCTIONS

Question n°6 : (2 points)

Associez à chaque fonction, un ou plusieurs systèmes.

	1 - système digestif
	2 - système cardiovasculaire
a - reproduction	3 - système musculaire
b - nutrition	4 - système reproducteur
c - maintien de l'intégrité	5 - système urinaire
d - se mouvoir	6 - système respiratoire
e - respirer	7 - système immunitaire
f - excréter	8 - système squelettique
	9 - système tégumentaire

Question n°7 : (1.5 point)

Rayez l'organe intrus pour chaque système proposé.

a - système nerveux	1 - moelle osseuse 2 - cerveau 3 - nerf 4 - oeil
b - système reproducteur féminin	1 - humérus 2 - ovaire 3 - vagin 4 - trompe
c - système endocrinien	1 - thyroïde 2 - hypophyse 3 - ovaire 4 - pénis

ALIMENTATION

Question n°8 : (2 points)

Un litre de lait contient 50 g de glucides et 35 g de protides. Chaque jour, Paul, 5 ans, prend :

- un bol de lait au petit déjeuner (bol de 300 ml)

- un verre de lait chaud le soir (verre de 120 ml).

1) Combien de glucides et de protides a-t-il absorbé sous cette forme en une journée ?

2) On sait que 100 ml de lait contient 125 mg de calcium. Quelle quantité de calcium doit-il consommer, sous une autre forme, pour que sa ration journalière soit adaptée à son âge, c'est-à-dire

800 mg par jour ?

3) Citez 2 autres aliments contenant en grande quantité du calcium.

Question n°9 : (2 points)

1) Citez 2 oligo-éléments indispensables, leur rôle principal et les aliments où on les trouve.

2) Citez une vitamine liposoluble et une vitamine hydrosoluble, leur rôle principal, les aliments où on les trouve et les conséquences d'une carence.

3) Citez 3 types d'aliments riches en protides.

Question n°10 : (3 points)

L'homme a besoin pour fabriquer sa propre matière de matière organique et d'éléments minéraux. Pour respecter notre santé, l'alimentation doit obéir à certaines règles d'hygiène et à une consommation équilibrée des aliments.

Vous présenterez en 15 lignes environ quelques principes d'une alimentation équilibrée pour un adulte en bonne santé.

Correction sujet 17

Q1 :

1)

Glycosurie : **présence de sucre** dans les urines.

Protéinurie : **présence de protéines** dans les urines.

2) On doit prélever **les urines** du malade.

3) **Hyperkératoses** : production exagérée de kératine comme les cors et les vergetures.

4) Monsieur Avril étant diabétique, il faut **surveiller l'apport de glucides** dans son alimentation.

5) **Hémiplégie gauche** : paralysie de la moitié gauche du corps.

6) Marteau, enclume et étrier.

7) Les structures pouvant être touchées par l'inflammation sont **le saccule, l'utricule**. Les **récepteurs de l'équilibre** sont en effet situés dans l'utricule et le saccule Une inflammation de ces zones peut conduire à des pertes d'équilibres.

APPAREIL LOCOMOTEUR

Q2 :

Le membre inférieur est formé de plusieurs os. Le fémur est l'os de **la cuisse**.

Il se rattache au tronc au niveau de la ceinture **pelvienne**.

Tibia et **péroné** sont les os de **la jambe**.

Le membre inférieur est formé à son extrémité par les **pieds**.

Ce segment s'articule au segment médian par des os appelés **tarses**.

Q3 :

Titre du schéma 1 : morphologie externe d'un os long.

Titre du schéma 2 : morphologie interne d'un os long.

A : épiphyse supérieure

B : diaphyse

C : épiphyse inférieure

D : cartilage

E : os compact recouvert du périoste

F : os spongieux

G : cavité médullaire

Q4 : Les 5 fonctions des os sont :

- Stockage des sels minéraux
- Formation des cellules sanguines dans la moelle des os
- Soutien en formant la charpente du corps
- Protection des organes (viscères, encéphale, cœur et poumons)
- Mouvement en servant de point de fixation aux muscles via les tendons.

SYSTEME DIGESTIF

Q5 :

b - bouche et pharynx	1 - mastication et déglutition
a - glandes salivaires	2 - solubilisation, lubrification et début de digestion de l'amidon
d - foie	3 - sécrétion de la bile
i - vésicule biliaire	4 - stockage et émission de la bile
f - pancréas	5 - sécrétion du suc pancréatique
j - oesophage	6 - progression des aliments vers l'estomac
e - estomac	7 - brassage des aliments et digestion
g - intestin grêle	8 - digestion par des enzymes et absorption
h - gros intestin	9 - absorption d'eau et progression des substances non digérées
c - rectum	10 - défécation

SYSTEMES ET GRANDES FONCTIONS

Q6 :

	1 - système digestif : **b**
	2 - système cardiovasculaire : **b + e**
a - reproduction	3 - système musculaire : **d**
b - nutrition	4 - système reproducteur : **a**
c - maintien de l'intégrité	5 - système urinaire : **f**
d - se mouvoir	6 - système respiratoire : **b + e**
e - respirer	7 - système immunitaire : **c**
f - excréter	8 - système squelettique : **d**
	9 - système tégumentaire : **c**

Q7 : l'intrus est indiqué en gras :

a - système nerveux	**1 - moelle osseuse**
	2 - cerveau
	3 - nerf
	4 - oeil
b - système reproducteur féminin	**1 - humérus**
	2 - ovaire
	3 - vagin
	4 - trompe
c - système endocrinien	1 - thyroïde
	2 - hypophyse
	3 - ovaire
	4 - pénis

ALIMENTATION

Q8 :

1) Pierre a bu en tout : 300 + 120 = 420 ml de lait.

Glucides absorbés : il y a 50 g de glucides dans 1000 ml de lait, soit dans 420 ml : 420X50/1000 = **21 g de glucides**.

Protides absorbés : il y a 35 g de protides dans 1000 ml de lait, soit dans 420 ml :420 X 35/1000 = **14.7 g de protides.**

2) Dans 1000 ml de lait il y a 125 mg de calcium. Pierre doit en absorber 800 mg. En buvant 420 ml de lait il absorbe :

420 X 125 /100 = 525 mg de calcium. Il doit donc en consommer sous une autre forme : 800 – 525 = **275 mg**.

3) Le fromage blanc et le gruyère (tous les produits laitiers) sont des aliments renfermant du calcium.

Q9 :

1)

Le fer qui est un constituant de l'**hémoglobine** se trouve dans les **fruits et légumes secs, le cresson**.

L'iode constituant des **hormones thyroïdiennes** se trouve dans les **poissons et crustacés, le sel iodé**...

2)

Vitamine liposoluble : **vitamine A** agissant au niveau de la croissance, la vision nocturne et la santé de la peau. On la trouve dans le beurre, le fromage, les œufs et les légumes frais. Conséquences d'une carence : xérophtalmie, lésions cutanées.

Vitamine hydrosoluble : **vitamine C** agissant comme anti-oxydant et permettant de lutter contre la fatigue et les infections. On la trouve dans les fruits et surtout les agrumes, et les légumes frais. Conséquence d'une carence : scorbut, asthénie et perte d'appétit.

3) Aliments riches en **protides** : **viande, poisson, œuf**...

Q10 :

Une alimentation équilibrée permet de fournir à l'organisme en quantité et en qualité :

- les nutriments bâtisseurs ou plastiques servant à la fabrication de nos tissus (glucides, protides, lipides, eau et sels minéraux),
- les nutriments servant au fonctionnement de l'organisme et à sa régulation (sels minéraux, vitamines),
- les nutriments énergétiques servant à produire l'énergie nécessaire au fonctionnement de l'organisme.

Il s'agit de couvrir les dépenses énergétiques de l'organisme :

- 12 à 15 % d'apport énergétique par les protides
- 30 à 35 % d'apport énergétique par les lipides
- 50 à 55 % d'apport énergétique par les glucides.

De plus une ration alimentaire équilibrée doit contenir environ 1,5 litres d'eau, 20 à 30 g de sels minéraux dont 900 mg de calcium et 130 mg de vitamines.

L'apport énergétique doit être réparti entre les **3 repas**. **Le petit déjeuner** doit couvrir au minimum **20 %** de l'énergie mais peut aller jusqu'à 30 %. **Le déjeuner** doit couvrir **40 à 45 %** de l'énergie et **le dîner 30 à 40 %. Un repas plus riche** favorise la **prise de poids** car la nuit, le stockage des graisses est favorisé. Il faut **éviter de supprimer un repas**. Il n'est **pas conseillé de manger de la viande à chaque repas**. Il faut **éviter trop de sucreries** (barre chocolatée, biscuits) qui contiennent une grande quantité de graisses « cachées ». Ces sucreries sont de plus très souvent prises lors de grignotage qui favorisent le stockage des graisses.

Epreuve orale d'entretien

2

➢ Nature de l'épreuve et conditions d'accès

L'épreuve orale d'entretien est notée sur 20 points. Elle consiste en un entretien de quinze minutes avec le jury, précédé de dix minutes de préparation, à partir d'un thème relevant du domaine sanitaire et social. Elle n'est accessible qu'aux candidats ayant obtenu la moyenne à l'épreuve écrite de biologie.

➢ Méthodologie

L'épreuve orale d'entretien n'est pas une épreuve classique, car ce sont à la fois les savoirs et les savoirs être qui sont évalués. C'est pourquoi cette épreuve de concours peut aussi être assimilée à un entretien d'embauche.

• L'épreuve orale est un examen

....et comme dans tous les examens le sujet présente une importance capitale. S'entraîner est également indispensable.

> Pour aborder cette épreuve, le candidat doit disposer d'une solide culture générale notamment dans le domaine sanitaire et sociale (voir *L'épreuve de culture générale*, concours AS/AS/AMP, P. REFALO / R. REMONDIERE, Ellipses éd., 2004).

Méthode et connaissance sont étroitement liées ; il n'est plus possible aujourd'hui pour envisager la réussite au concours de parfaire l'une, sans s'imprégner de l'autre.

1) L'énoncé du sujet

Les énoncés des sujets délivrent souvent des informations importantes qui permettent d'orienter le candidat. C'est pourquoi il est indispensable de lire le sujet attentivement pour :

- repérer le thème du sujet ;
- circonscrire le sujet ;
- mobiliser ses connaissances ;
- élaborer un plan (il se déduit parfois de l'énoncé lui-même). Organiser sa réponse, énoncer une argumentation cohérente est en effet essentiel. Optez pour un plan en deux ou trois parties maximum.

Exemple de sujet :

Sujet 1

La famille française a connu de profondes mutations ces cinquante dernières années. Quelles en sont les causes et les conséquences ?

Le thème : la famille

Le sujet : les mutations de la famille, causes et conséquences.

Attention : il convient de s'en tenir au sujet et rien qu'au sujet. Seule la conclusion permet éventuellement d'évoquer un sujet voisin.

Le plan : *ici, il est clair* : une partie sera consacrée aux facteurs qui ont contribué à modifier le visage des familles (les causes) et une seconde partie, aux effets de ces mutations (les conséquences).

Cependant, certains sujets sont plus *délicats* ou moins explicites. Le plan varie alors selon les connaissances du candidat.

Exemples :

Sujet 2.

L'automédication.

Pour ce type de sujet, il convient de rechercher la question réellement posée. Ici, un plan du type : *enjeux/limites* ou encore : *avantages/inconvénients* ; *élément en faveur/éléments en défaveur*, peut être envisagé.

Sujet 3

Après les fabricants de cigarettes, une grande marque de boissons gazeuses sucrées est l'objet de plaintes pour son effet néfaste sur la santé. Qu'en pensez-vous ?

A noter que dans ce dernier sujet, l'opinion du candidat est expressément requise et il faudra bien sûr souscrire à cette exigence. Mais :

- se méfier des jugements trop péremptoires qui dénotent un esprit rigide et l'absence de véritable réflexion

- ne pas donner son avis dès l'introduction. L'absence de réflexion et de connaissances conduit souvent les candidats vers cet écueil qu'il convient absolument d'éviter. Par ailleurs, que penser d'un film ou d'un livre, dont le suspense est levé dès les premières lignes ?

2) Répondre

❖ ***Circonscrire le sujet***

L'énoncé contient des informations *explicites* et des informations *implicites.* Après lecture du sujet, le candidat doit relever :

- *ce que dit le sujet ?*

- *ce que ne dit pas le sujet …* (et, sous- entendu, *…que le candidat devra aborder quand même)*

Prenons comme exemple le sujet 1.

Ce que dit le sujet : le thème est clairement exposé : la famille ; la famille a subi des mutations ; un certain nombre de facteurs sont à l'origine de ces mutations ; ces mutations ont eu des conséquences multiples ; un repère de temps : ces 50 dernières années ; un repère de lieu : la France.

Le sujet précise également le plan : 1° les causes ; 2° les conséquences.

Ce que ne dit pas le sujet : ce qu'est une famille (donc nécessité de définir ce terme dès l'introduction). Quelles sont les causes et les conséquences de ses mutations ; (Le candidat doit disposer de connaissances relatives au sujet. Précisons qu'un peu de réflexion permet de retrouver, dans l'actualité, les conséquences de ces mutations).

Une fois les arguments en tête, il vous faut construire votre réponse.

❖ *Construire sa réponse*

Quelle que soit la nature d'une épreuve, la réponse doit toujours et obligatoirement être construite. La construction d'une réponse traduit un esprit clair, méthodique et organisé. L'organisation est l'une des qualités recherchée chez le futur aide-soignant ou auxiliaire de puériculture. La mettre en valeur le jour de l'épreuve est sans conteste un atout supplémentaire.

Classiquement, votre réponse doit s'organiser comme dans l'encadré ci-après :

Introduction

- définir, s'il y a lieu, le sujet (ex sujet 1 : définir la notion de famille ; sujet 2 : l'automédication), donnez quelques chiffres en relation avec le sujet (ex sujet 1 : nombre de familles monoparentales, de familles recomposées, de familles nucléaires…).

- présenter le plan

Pour le sujet 1 :

- 1ère partie : Les causes des mutations de la famille
- 2ème partie : les conséquence de ces mutations

- **développement**

- 1ère partie

- cause
- cause
- cause

- 2ème partie

-conséquence

-conséquence

-conséquence

- conclusion

- résumez en une phrase ce qui a été dit

Et/ou

- donnez votre opinion si elle est demandée

et

- évoquez un sujet voisin ou par exemple des dispositions législatives à venir, leurs conséquences probables…

☞ *Attention : vous ne disposez que de dix minutes pour préparer votre réponse. Il n'est pas question de rédiger votre réponse. Vous risqueriez d'être pris par le temps et ensuite de lire vos arguments, ce qui est proscrit à l'oral, puisqu'il s'agit d'une épreuve qui doit être « vivante ».*

- **L'épreuve orale est aussi un entretien d'embauche**

Vous trouverez ci-après des conseils qui vous permettront d'optimiser votre prestation orale.

1) Avant l'épreuve

S'informer sur les conditions d'exercice du métier d'aide-soignant ou d'auxiliaire de puériculture

Connaître la formation

Il est impensable de se présenter à l'épreuve, sans avoir pris connaissance au préalable :

- du nombre de postes au concours ;

- de la durée de la formation ;

- du contenu de la formation, (notamment vérifier la compatibilité de votre vie familiale avec les horaires, les périodes de stages, ils se déroulent parfois loin du domicile), (voir annexe) ;

- du tarif de la formation (eh oui, la formation est presque toujours payante ! renseignez vous auprès de l'IFSI ou de l'établissement qui prépare au concours).

Connaître les structures dans lesquelles les aides-soignants et les auxiliaires de puériculture sont susceptibles d'exercer leurs fonctions :

- structures hospitalières,

- structures pour personnes âgées,

- structures d'accueil pour les enfants…

Connaître le personnel de ces structures et les relations hiérarchiques et fonctionnelles que les AS/AP entretiennent avec lui ;

Connaître l'IFSI dans lequel se présente le candidat.

S'entraîner à l'épreuve orale

Ce conseil est superflu puisque vous avez cet ouvrage entre les mains... ;

- ayez recours à une écoute et à un regard extérieur ;

- si nul ne peut jouer le rôle du jury, filmez vous et repérer, les tics de langage, la gestuelle, la position de votre corps... vous pouvez aussi vous regardez dans un miroir.

Préparer son apparence

- la tenue vestimentaire : elle doit être sobre, propre, témoigner d'une capacité d'adaptation à l'auditoire et être conforme au secteur professionnel dans lequel vous allez évoluer. Bannissez les vêtements trop courts (jupe, pull au dessus du nombril...). Evitez les vêtements trop neufs dans lesquels vous ne seriez pas à l'aise, le malaise est suffisamment grand le jour de l'épreuve, inutile d'en rajouter. Ne donnez pas l'air d'avoir revêtu vos habits du dimanche : robe ornée de dentelles au col et aux poignets ou le costume trois pièces pour les hommes. Evitez aussi les semelles compensées, les chaussures au cuir fatigué...

- Il faut aussi aborder ici, les *ornements*. Les adeptes du piercing sont expressément invités à laisser sur leur table de nuit, anneaux, perles et autres bijoux, exception faite de boucles d'oreilles classiques et discrètes... pour les femmes ! Une personnalité ne peut se réduire à l'apparence. Elle se définit autrement que par le port d'un bijou, bijou qui, aujourd'hui, n'a plus de signification précise et dont l'intérêt est purement décoratif. Si un piercing à la narine est acceptable chez une collégienne ou une lycéenne, il ne saurait l'être chez une future professionnelle de santé. Pour autant que l'apparence donne des informations sur le candidat au jury, il est préférable qu'elles soient conformes à ce qui est attendu. Le professionnel de santé doit rassurer son malade... D'une manière générale, évitez les parfums dont les effluves marqueront plus le jury que la qualité de votre prestation et les bijoux en surnombre. N'oubliez pas la question fondamentale que se pose nécessairement le jury en face de vous : ai-je envie de travailler avec cette personne ?

Préparer les étapes caractéristiques du parcours professionnel

Le parcours professionnel est propre à chacun. Il faudra le jour de l'épreuve, et si la question vous était posée, démontrer au jury, que votre participation au concours n'est pas une lubie supplémentaire, mais le fruit d'une réflexion qui vous a conduit à considérer le métier d'AS/AP comme celui qui correspond le plus à vos qualités naturelles et à vos compétences professionnelles. Attention, on peut trouver dans toute activité une expérience qui peut être réinvestie dans un nouvel emploi. Toute l'habileté consiste à en convaincre le jury.

Examinons un extrait d'une fiche de poste :

Identification du poste

Fonction : aide soignant

Grade : aide soignant

Mission du poste : aide soignant en consultation de protection maternelle

L'aide soignant aide l'infirmière dans la prise en charge globale de la patiente. Elle lui assure confort et hygiène.

Missions permanentes

- prise de rendez-vous des consultations : obstétrique, anesthésie, psychologue, diététicienne ;
- participe à l'accueil et l'installation des patientes ;
- assure l'ouverture des dossiers des patientes (identité informatisée) ;
- assure confort et hygiène ;
- assure la préparation des salles de consultation ;
- participe aux réunions de synthèse ;
- assure le nettoyage et la stérilisation du matériel.

Compétences requises

Formation et/ou qualifications :

- CAFAS

Qualités professionnelles :

- disponibilité et ponctualité ;
- discrétion ;
- conscience professionnelle.
- esprit d'équipe

De nombreux candidats exercent déjà une activité professionnelle. Quel que soit le domaine d'activité, les qualités et les compétences exigées dans la fiche de poste et pour la plupart des postes d'aide-soignant ou d'auxiliaire de puériculture, ont souvent été mises en œuvre lors d'un emploi antérieur. Il s'agit donc de mettre en corrélation vos qualités et vos compétences avec celles exigées pour le métier d'AS/AP : les expériences concrètes qui, par exemple, vous ont mis en contact avec le public, qui vous ont permis de travailler (avec succès) en équipe, qui exigeaient de vous de la discrétion... Dans cette fiche de poste est précisé que l'aide-soignant doit faire preuve de *conscience professionnelle*, mais quel employeur n'a pas envers ses collaborateurs une telle exigence ?

2. Le jour de l'épreuve

L'apparence

- si l'apparence physique ne garantit pas un bonus, elle peut se traduire par un malus, dès lors qu'elle est négligée ou trop excentrique. Le jury est sensible, s'agissant d'une profession pour laquelle l'hygiène est primordiale, à la propreté des vêtements et du candidat. C'est pourquoi les cheveux seront de préférence attachés et impérativement propres ; les mains soignées et les ongles propres ;
- attention, aux miettes de croissant fichées entre les dents, si vous prenez un en-cas avant votre passage, voilà qui pourrait gâcher votre sourire...

- pensez à humecter votre palais avant d'entrer, pour éviter de manifester votre stress à travers une langue qui claque contre le palais.

Pendant l'épreuve

- saluer le jury (ne tendez pas la main !) ;
- asseyez-vous - à sa demande - mains posées sur la table devant vous ou s'il n'y a pas de table, à plat sur vos cuisses ; tenez-vous le buste droit, ne vous penchez pas vers le jury, vous risquez de l'incommoder (est-on jamais sûr de l'effet produit par une haleine

sur un auditoire ?). Vous devez adopter l'attitude d'une personne disposée à la communication.

- soyez souriant (ce qui ne veut pas dire hilare, ce genre d'attitude lasse très vite le jury !), et ouvert aux suggestions du jury ;
- ne plaisantez pas avec le jury ; les traits d'humour lui sont réservés ;
- regardez alternativement les membres du jury, même si un seul pose les questions ;
- une fois parvenu au bout de votre exposé, précisez que vous avez terminé ;

- ne relâchez pas votre attention, si les membres du jury vous semblent bienveillants et sympathiques, ni non plus lorsque le signal du départ est donné par le jury. L'oral n'est vraiment terminé qu'une fois le candidat sorti de la salle.

3. Après l'épreuve

Dresser un bilan

On entend ici et là qu'une fois l'épreuve terminée, il est inutile de se projeter mentalement le film de la prestation, de rechercher si la manière de traiter le sujet ou les réponses apportées aux questions correspondaient aux attentes du jury.

A l'instar de toute expérience, celle-ci doit être réinvestie. Vous pouvez noter le type de question posée par le jury et souligner ce qui dans votre prestation vous a semblé faible et qu'il faudra travailler, si vous deviez passer à nouveau l'épreuve d'entretien. Bref, dressez un bilan aussi objectif que possible de votre prestation.

Ce qui est évalué par le jury

Voici un exemple de grille d'évaluation. Il en existe d'autres, mais elles ont pour la plupart des items communs.

PRESTATION EN RELATION AVEC LE SUJET	**/10**
Fond :	
➢ Connaissance	/2
➢ Compréhension	/2
➢ Pertinence de l'argumentation	/2
Forme :	
➢ Expression	/2
➢ Utilisation adéquate des mots	/2
APTITUDE A LA COMMUNICATION	**/10**
➢ Qualité de la présentation	/2
➢ Ecoute	/2
➢ Faculté d'adaptation	2
➢ Ouverture d'esprit	/2
➢ Esprit d'équipe	/2
TOTAL: /20	

Le jury évalue aussi la disponibilité des candidats et recherche si le candidat n'est pas rebuté par le travail le week-end et les jours fériés. Les candidats, trop individualistes, sont écartés par le jury. Alors, soyez ouvert, manifestez des qualités de communication, de relation humaine, votre goût pour le travail en équipe et vous marquerez des points auprès du jury.

➢ Intitulé des sujets

Sujet 1

On compte aujourd'hui près de 7000 maladies rares. Après avoir présenté ces maladies vous évoquerez les problèmes qu'elles soulèvent.

Sujet 2

Le Ministère de la santé met en place des actions de prévention pour lutter contre le tabagisme actif et passif.

Après avoir défini ces deux termes, exposez les actions mises en oeuvre par les gouvernements successifs en appréciant leur efficacité et leurs limites.

Sujet 3
L'automédication : causes et conséquences.

Sujet 4

Le développement des moyens de communication comme le téléphone portable, l'Internet, vous semble-t-il une avancée significative dans le domaine des relations interpersonnelles ?

Sujet 5

L'euthanasie est interdite en France. Qu'en pensez-vous ? Argumentez votre opinion.

Sujet 6

Un des aspects du travail de l'aide-soignant(e) est le travail en équipe.

Selon vous, en quoi consiste ce travail en équipe ?

Sujet 7

La France a fait le choix de l'accompagnement des mourants en développant les soins palliatifs. Après avoir défini *soins palliatifs*, expliquez en quoi consiste ce dispositif.

Sujet 8

Les expositions au soleil peuvent avoir des conséquences néfastes pour la santé.

Quelles sont les conséquences à court et plus long terme ?

Exposez les moyens de prévention préconisés.

Sujet 9

Quels sont les enjeux et les dérives du clonage ? Quelle est la position de la France sur le clonage ?

Sujet 10

En France, la solidarité existe-t-elle encore ? Après avoir exposé quelques exemples de solidarité, vous présenterez les acteurs qui mettent en œuvre cette solidarité.

Sujet 11

Quels sont les objectifs et les dangers de la télé-réalité ?

Sujet 12

Face à la montée de l'intolérance dans la société actuelle, en quoi consiste, selon vous, le devoir de tolérance pour un professionnel de santé ?

Sujet 13

Quelle place les femmes occupent-elles aujourd'hui dans la société française ?

Sujet 14

A la fin de l'année 2003, certains magasins ont offert la possibilité de régler le montant des achats en francs.

Expliquez pourquoi.

Sujet 15

En France 90 000 à 100 000 personnes seraient contaminées par le virus du Sida. Après avoir présenté les formes de lutte contre le

Sida, expliquez quelles sont les difficultés rencontrées dans la lutte contre ce fléau.

Sujet 16

La tendance actuelle est de maintenir le plus longtemps possible les personnes âgées à leur domicile.

Quels sont les arguments qui plaident en faveur de cette politique ?

Sujet 17

Les mesures en faveur des personnes handicapées permettent-elles suffisamment leur intégration ?

Sujet 18

Le dopage ternit l'image du sport. Quelles sont les conséquences du dopage et quels sont les moyens qui permettent de lutter contre le dopage ?

Sujet 19

L'Institut national de la santé et de la recherche médicale a constaté qu'il y a de plus en plus d'enfants obèses, dans notre pays.

Quelles en sont les causes et les conséquences ?

Sujet 20

La ville et la société ne sont pas toujours faites pour les handicapés.

Illustrez cette affirmation.

➢ Sujets corrigés

SUJET 1

On compte aujourd'hui près de 7000 maladies rares. Après avoir présenté ces maladies vous évoquerez les problèmes qu'elles soulèvent.

Ce que dit le sujet :

Le sujet porte sur les maladies rares ; le nombre de ces maladies (7000) ; ces maladies posent problème. Le candidat doit expliquer ce qu'est une maladie rare et les problèmes que cette catégorie de maladies soulève. Le plan est ici explicite :

1° Les maladies rares

2° Les problèmes soulevés par les maladies rares

Ce que ne dit pas le sujet :

Ce qu'est une maladie rare ; le type de problème que posent ces maladies.

Introduction

Les maladies rares sont des maladies qui, en raison de leur faible fréquence, ne disposent, ni de recherche, ni de médicament spécifique commercialisé. C'est à la suite du rapport remis, en 1994, au directeur de l'INSERM *Les Orphelins de la Santé*, que les pouvoirs publics ont décidé la mise en place d'une politique en faveur des médicaments orphelins et des maladies rares.

1. Les maladies rares

2. Les problèmes soulevés par ces maladies.

Développement

1. Les maladies rares

➢ Définition et situation

- Les maladies sont dites « rares » lorsqu'elles touchent moins d'une personne sur 2000 ;

- 4000 à 5000 maladies rares dans le monde sont dites « orphelines », car sans traitement ;

- Elles touchent 3 millions de personnes en France et 25 millions de personnes dans le monde ;

- Environ 80% sont d'origine génétique (le gène est identifié pour 2 000 d'entre-elles) ;

- En Europe, 171 médicaments ont le « statut orphelin ».

➢ Exemples de maladies rares

- le nouveau variant de la maladie de Creutzfeldt-Jakob ;

- la mucoviscidose, maladie digestive et respiratoire, pour laquelle un dépistage néonatal obligatoire est effectif, depuis janvier 2002 ;
- les myopathies, dont plusieurs centaines ont été dénombrées et qui entraînent une paralysie des muscles, avec incapacité à se déplacer et à respirer ;

- le spina bifida, malformation des vertèbres lombaires laissant passer la moelle épinière et qui peut conduire à l'hydrocéphalie, la paralysie des jambes, une incontinence urinaire.

2. Les problèmes soulevées par les maladies rares

➢ Nécessité de mesures et d'une prise en charge spécifique

- les médicaments orphelins bénéficient de certaines exonérations de taxes ;

- depuis 2001, les études de médecine prévoient un enseignement sur la prise en charge des maladies orphelines ;

- un plan de lutte contre les maladies rares oblige tous les partenaires à travailler en étroite collaboration, y compris avec les associations et grâce au soutien du Téléthon ;

- la Communauté européenne a fait paraître un programme sur les maladies rares pour notamment développer un réseau européen d'information (base de données ORPHANET) à partir des bases de donnés déjà existantes.

➢ **Problèmes liés à l'expérimentation**

- absence de modèle animal ;
- nombre limité de malades ;
- affections chroniques d'évolution lente et sur lesquelles les traitements ne peuvent avoir d'effet immédiatement visibles ;
- risque de voir apparaître des effets secondaires à long terme.

➢ **Problèmes financiers**

- coût annuel des médicaments orphelins par malade très élevé ;
- prise en charge par l'assurance maladie (prise en en charge au titre des maladie de longue durée (100%)) n'est pas possible sur une longue durée.

Conclusion

Il n'existe pas réellement de prévention des maladies rares. Il peut être procédé au conseil génétique, lorsqu'un cas de maladie transmissible génétiquement est identifié dans une famille. C'est l'objectif de la consultation prénuptiale qui, après entretien, permet ce repérage. Mais la rareté de ces maladies est trop souvent synonyme d'impossibilité d'intervention.

SUJET 2

Le ministère de la Santé met en place des actions de prévention pour lutter contre le tabagisme actif et passif.

Après avoir défini ces deux termes, exposez les actions mises en oeuvre par les gouvernements successifs en appréciant leur efficacité et leur limite.

Ce que dit le sujet :

Le ministère est un organisme décideur dans le domaine en terme de santé publique ; il met en place des actions de prévention qui luttent contre le tabagisme actif et passif.

Ce que ne dit pas le sujet :

Depuis quand ces mesures existent-elles ? Qui est concerné ? Quels sont les lieux et les conditions d'application de ces mesures ?

Ce qui est demandé :

Les actions proposées par les gouvernements seront présentées, ainsi que leurs limites et leur efficacité.

Introduction

Le tabagisme est un sujet de préoccupation permanent en santé publique

Définition :

- le tabagisme actif est la consommation volontaire, quotidienne et régulière, des produits du tabac avec inhalation.

- le tabagisme passif est le fait de respirer involontairement une atmosphère envahie par la fumée (de cigarettes) pour une personne *non fumeur.*

Les actions mises en oeuvre, seront abordées (1), ainsi que leur limite et leur efficacité (2).

Développement

Des mesures existantes sont nombreuses et variées. Elles touchent toutes les catégories de la population : textes législatifs, prévention, recommandations.

1. les mesures existantes pour lutter contre le tabagisme

➢ Dispositif législatif

- **la loi du 9 juillet 1976** (dite *loi Veil*) interdit toute publicité en faveur du tabac, ainsi que la distribution gratuite, à titre publicitaire ;

- **la loi du 10 janvier 1991** (dite *loi Evin*) interdit la publicité directe et indirecte en faveur du tabac ; elle vise aussi l'amélioration de l'information du consommateur par un étiquetage précis indiquant la composition des produits, protection des non-fumeurs dans les lieux publics, instauration d'une politique de prix dissuasive ;

- **loi du 3 août 2003** vise à restreindre la consommation du tabac chez les jeunes de moins de 16 ans, la distribution gratuite de paquets de cigarettes, et institue une sensibilisation obligatoire des jeunes dans les établissements scolaires ;

- **l'arrêté du 5 mars 2003** impose que soient précisées et inscrites sur les paquets : la teneur maximale en goudron, nicotine, monoxyde de carbone, des informations incitatives à l'arrêt du tabac, telles que : *Fumer tue* ou *Fumer nuit gravement à votre santé et à celle de votre entourage*.

➢ **Mesures d'aide au sevrage**

- les substituts nicotiniques, certains sous forme de timbres cutanés, encore appelés patchs ou les gommes à mâcher sont en vente libre dans les pharmacies sans ordonnance ;
- la création de nouveaux centres de sevrage destinés aux fumeurs les plus dépendants, les femmes et les femmes enceintes ;
- le recours à la ligne téléphonique Tabac Info Service (0 803 309 310) ;
- la création d'un site Internet consacré au tabac en lien avec l'Office français du tabagisme ;
- la réédition du *Guide d'aide à l'arrêt du tabac*.

➢ **Mesures selon le public**

- en faveur des jeunes, avec la suppression des salles fumeurs dans les établissements scolaires ;
- hôpital sans tabac, dans laquelle s'applique la loi de 1991 ;
- journée sans tabac, le 31 mai de chaque année, à l'initiative de l'OMS pour tous les fumeurs et les non-fumeurs ;
- campagnes publicitaires à la télévision, afin d'encourager l'arrêt de la consommation du tabac et d'éviter la consommation chez les adolescents.

2. Efficacité et limites de ces mesures

➢ **Efficacité des ces mesures**

- la récente augmentation du prix du tabac a eu pour effet de faire diminuer le nombre de consommateurs (notamment les femmes et les adolescentes), mais le recul n'est pas suffisant pour juger d'un impact réel. Ceci incite à penser que les différentes campagnes de sensibilisation ne sont pas inutiles, car elles permettent d'*imprégner* régulièrement le consommateur des messages de mise en garde. Le passage à l'acte, la suppression, n'est pas immédiat ;

- les messages ne sont plus destinés aux seuls fumeurs, mais aussi aux personnes vulnérables, telles que femmes enceintes, jeunes, non-fumeurs, ainsi l'ensemble de la population est concerné.

➤ **Limites de ces mesures**

La richesse du dispositif et du public auquel il s'adresse montre les difficultés d'application des mesures prises. Néanmoins, la grande diversité des solutions ne doit pas faire oublier :

- que la volonté du fumeur est déterminante pour un arrêt ;
- l'intolérance de beaucoup de fumeurs, vis à vis des non-fumeurs ;
- le manque de sanctions prises réellement dans les lieux publics lieux de travail, transports, restaurants…

Six mois d'attente pour bénéficier d'une cure de sevrage tabagique dans une structure spécialisée :

- due à l'augmentation du prix des cigarettes qui suscite chez le fumeur l'envie d'arrêter ;
- mais : démotivation du fumeur si la prise en charge tarde à venir.

Conclusion

La lutte contre le tabagisme est une lutte de tous les instants. Les nombreuses mesures existantes, qui touchent l'ensemble de la population, sont certes difficiles à faire respecter. L'arsenal thérapeutique très complet favorise la prise de conscience que le fumeur est un malade, qui reste bien souvent moins sensible aux campagnes de prévention…qu'au coût du paquet.

SUJET 3

L'automédication : causes et conséquences.

Assez rare dans cette formulation, ce type de sujet exige du candidat des connaissances précises et une certaine capacité de réflexion. Il s'agit ici d'un sujet d'actualité et il convient d'en mesurer la portée à la lumière non pas de vagues propos collectés au cours de conversations informelles, mais d'arguments représentatifs de la place accordée à l'automédication dans la société française.

Ce que dit le sujet :
Le sujet porte sur l'automédication ; certains facteurs favorisent ou ont favorisé l'automédication ; cette pratique génère des conséquences. Le plan est ici évident : 1) les causes ; 2) les conséquences.

Ce que ne dit pas le sujet :
Ce qu'est l'automédication ; le taux de la population qui y a recours ; les raisons pour lesquelles la population a recours à l'automédication ; les conséquences qui en découlent ; si les conséquences sont positives ou négatives.

Introduction

L'automédication est une pratique d'initiative personnelle qui consiste, pour soi même ou son entourage, à la prise de médicaments sans prescription, ni conseils du médecin. Cette pratique est tolérée mais fortement déconseillée et 85% de la population française affirme y avoir recours. Quelles sont les raisons qui poussent la population à avoir recours à cette pratique ? (1). Quelles sont les conséquences de l'automédication ? (2).

1. Les facteurs qui favorisent l'automédication

➢ Facteurs économiques

- déremboursement de certains médicaments (donc inutilité de la consultation médicale) ;
- liberté des prix pour les médicaments délistés ;
- augmentation des honoraires des médecins.

➢ L'incitation à l'automédication

- publicité (pharmacie, médias) ;
- facilités pour se procurer des médicaments à l'étranger (via Internet) ;
- vulgarisation des connaissances médicales, de la description des symptômes qui conduisent à l'autodiagnostic.

2. Les conséquences de l'automédication

➢ Les avantages

- sur le plan économique : pas de remboursement de l'assurance maladie ;
- les médicaments anciens ont fait la preuve de leur efficacité ;
- rapidité pour se procurer les médicaments

➢ Les dangers

- risque de masquer une atteinte grave ;
- risque de retarder un traitement efficace ;
- effets indésirables (surtout pour médicament récents, dont on connaît mal les conséquences) ;
- conseiller autrui pour des symptômes déjà ressentis.

Conclusion

L'automédication risque de se développer et pourrait être encouragée après consultation du pharmacien, dont le rôle consiste aussi à informer ses clients. La tendance est actuellement d'orienter le marché du médicament hors prescription médicale, dont l'ancienneté de l'usage permet de garantir l'efficacité.

SUJET 4

Le développement des moyens de communication comme le téléphone portable, l'Internet, vous semble-t-il une avancée significative dans le domaine des relations interpersonnelles.

Ce que dit le sujet :

Les moyens de communication actuels pris en exemple : téléphone portable, Internet ; les relations entre les personnes.

Ce que ne dit pas le sujet :

La liste des moyens de communication n'est pas limitative ; de quels types de relations interpersonnelles s'agit-il ? Qui est concerné par ces relations ?

Ce qui est demandé :

Répondre à la question posée : les relations avec les individus souffrent-elles de ces progrès technologiques ?

Introduction

Les moyens de communication modernes se sont développés depuis une dizaine d'années et parallèlement les formes de messages ont connu aussi une évolution : message court (SMS) message long (LMS), courriel (e-mail)... Nous verrons si

les moyens de communication modernes améliorent les relations entre les individus (1) ou au contraire s'ils nuisent aux relations entre les personnes (2).

Développement

1. Les moyens de communication améliorent les relations entre les individus

- ils permettent de joindre un interlocuteur à tout moment, en toutes circonstances : accidents de la voie publique ou domestiques, urgences... ;

- ils évitent les déplacements inutiles ;

- ils évitent l'envoi de lettres : les services les plus réfractaires au téléphone et à l'Internet encouragent ces pratiques (il y a quelques années, il fallait obligatoirement écrire) : Centre des impôts (déclaration de revenus), Caisses d'allocations familiales, Caisses primaire d'assurance maladie, ANPE (pour le suivi de dossiers)...

2. Les moyens de communication modernes nuisent aux relations entre les personnes

- ils entraînent des contraintes sociales non prévues : non respect des horaires convenus d'appel (avant 8 heures, après 20 heures) ;

- ils mettent en relation deux personnes qui ne sont pas nécessairement préparées à se parler en raison des lieux, des horaires, des circonstances ;

- tous les moyens de communication modernes qui visent l'amélioration de la communication suppriment le contact direct, en face à face ; ceci oblige souvent à faire preuve d'imagination pour décrire, expliquer le contenu du message. Cette situation peut conduire à une incompréhension totale, voire à une altercation ;

- absence de paralangage, c'est-à-dire l'ensemble des signes autres que la parole qui permettent d'affiner la communication : gestes, mouvement de tête, mimiques... ;

- obstacle à la confidentialité ;

- utilisation d'un code de fonctionnement pour les SMS et LMS, pour les courriels...

Conclusion

Les moyens modernes de communication, s'ils favorisent les échanges, s'adressent à l'homme *nomade*, mais qui reste en contact avec tous. Dans ce cas, ils peuvent être considérés comme une avancée significative. Bien souvent, ils ne permettent pas de connaître l'interlocuteur, ni de vérifier que le message a toujours été bien compris. L'utilisation est-elle réservée à une minorité de personnes ou pour un certain type de messages ? La réponse pourra être précisée dans quelques années.

SUJET 5

L'euthanasie est interdite en France. Qu'en pensez-vous ? Argumentez votre opinion.

Ce que dit le sujet :

Le thème du sujet est l'euthanasie ; l'euthanasie est une pratique interdite en France ; le candidat doit donner son opinion quant à l'interdiction de l'euthanasie.

☞Attention : n'oubliez pas ! Ne livrez pas votre opinion dès les premières lignes de votre réponse. Evitez les avis trop péremptoires et veillez à développer une argumentation contradictoire (arguments en faveur/arguments/contre).

Le plan est ici implicite. La définition de l'euthanasie doit faire l'objet d'une partie puisqu'il recouvre deux acceptions.

1. Définition de l'euthanasie
2. Les justifications à l'interdiction de l'euthanasie en France
3. La position des pays étrangers sur l'euthanasie

Ce que ne dit pas le sujet :

Ce qu'est l'euthanasie ; si elle n'est interdite qu'en France, autrement dit qu'elle est la position des états étrangers sur l'euthanasie.

Introduction

Selon l'AMD, 1500 décès seraient chaque année médicalement provoqués. Pourtant l'euthanasie est interdite en France et est refusée par la Cour européenne des droits de l'homme (arrêt PRETTY du 29 avril 2002).

Les différentes formes de l'euthanasie seront présentées dans une première partie, les raisons de l'interdiction de cette pratique en France, dans une seconde partie, et le principe d'une euthanasie réglementée dans une troisième partie, à travers les exemples de pays étrangers.

Développement

1. Les différentes formes d'euthanasie

➢ L'euthanasie active

Elle consiste à administrer au malade des substances de nature à entraîner la mort. Le fait d'administrer des substances qui ne sont mortelles qu'en quantité importante est assimilé à une euthanasie active.

➢ L'euthanasie passive

Lorsque le patient a exprimé par écrit sa volonté de l'arrêt des soins, le médecin ne peut être poursuivi. L'euthanasie est dite alors passive.

2. Les raisons de l'interdiction de l'euthanasie en France.

➢ Raisons législatives et éthiques

- en France le meurtre est réprimé dans l'intérêt de l'ordre public (c'est-à-dire que la préoccupation de la Justice est avant tout de sanctionner le trouble apporté à l'ordre public).

- principe de *l'indisponibilité du corps humain* (nul ne peut disposer librement de son corps ; néanmoins toute personne peut refuser des soins) ;

- le rôle du médecin est de prolonger la vie et non d'y mettre un terme.

➢ Risques de dérives

- l'euthanasie pourrait servir l'intérêt de la structure (injections mortelles sauvages pour libérer des lits) ;

- l'euthanasie par intérêt à la demande d'un proche ; (hypothèse d'un proche qui souhaite accéder plus rapidement à un héritage ou à un bien appartenant au malade) ;
- dérives meurtrières de professionnels déséquilibrés (ex : infirmière de Mantes-la-Jolie).

3. La solution, une euthanasie réglementée ?

➢ **En Europe**

- Au Danemark, pratique tolérée si elle est effectuée par un médecin sur demande expresse et répétée du malade, si tous les traitements ont été épuisés ;
- Belgique et Pays-Bas ont légalisé la pratique de l'euthanasie sous certaines conditions (demande répétée et réfléchie du malade, souffrance physique ou morale insupportable).

➢ **Ailleurs**

- aux Etats-Unis les Etats peuvent légaliser le suicide assisté (exemple de l'Oregon) ;
- Australie et Colombie ont constitutionnalisé l'euthanasie (mais elle est soumise à des conditions analogues à celle précitées).

Conclusion

Pour certains, l'euthanasie serait un refus d'acharnement thérapeutique. Mais les médecins affirment aussi que le malade s'habitue à sa maladie et ne réclame pas systématiquement à mourir prématurément. Sans doute faudrait-il, à l'instar de certains pays étrangers et des recommandations de l'AMD, encadrer l'euthanasie de manière stricte et éviter ainsi tout risque de dérives.

SUJET 6

Un des aspects du travail de l'aide-soignant(e) est le travail en équipe.
Selon vous, en quoi consiste ce travail en équipe ?

Ce que dit le sujet :

Le travail de l'aide-soignante(e) est un travail réalisé aussi en équipe.

Ce que ne dit pas le sujet :

Les conditions de travail en équipe ; les tâches qui sont ainsi réalisées.

Ce qui est demandé :

Quel regard le candidat porte-t-il sur ce travail en équipe ?

Introduction

Le travail en équipe est une des composantes de base du travail des professionnels de santé, dans leur ensemble. Il consiste à décider, à choisir et à agir avec l'aide d'autres professionnels le plus souvent de la même équipe.

Le contenu de ce travail en équipe sera abordé sous l'angle personnel. Seront abordés successivement 1) L'intérêt du travail en équipe ; 2) Les inconvénients du travail en équipe.

Développement

Le travail en équipe est destiné à améliorer les conditions de travail à partir d'un partage d'expériences et de connaissances, dans le souci d'une meilleure prise en charge du malade. Ce travail en équipe se fait non seulement avec d'autres aide-soignant(e)s, mais aussi avec d'autres professionnels, médecins, infirmières, kinésithérapeutes...

1. Intérêt du travail en équipe

➢ Enrichissement des gestes techniques

- confrontation de pratiques : le travail en équipe favorise les échanges, il n'y a pas qu'une seule méthode pour réaliser un acte professionnel, surtout dans les soins au malade ; cette forme de travail enrichit les pratiques et permet bien souvent de travailler plus rapidement ;
- preuve d'un travail d'une plus grande efficacité et d'une plus grande qualité : le travail en équipe pour une aide soignant permet d'améliorer sa pratique quotidienne.

➢ Apporter un regard différent et complémentaire sur le malade

- le médecin ne peut pas aborder l'aspect personnel, intime, confidentiel de la vie du malade ;
- l'aide soignant peut donc recueillir l'information et servir de relais auprès du médecin ou d'un autre professionnel, un supérieur hiérarchique.

➢ Apprentissage des relations interprofessionnelles

- l'équipe ne bride pas les initiatives personnelles ;
- l'équipe permet de souder plus fortement ses membres ;
- l'équipe apporte un soutien collectif et/ou individuel — par l'un de ses membres — en cas de lassitude ou d'isolement.

2. Inconvénients du travail en équipe

- il n'est pas toujours possible en fonction de la charge de travail, surtout lorsque le personnel est confronté à une pénurie de personnel ou un afflux inhabituel de malades ;

- il oblige à une remise en question permanente, ce qui peut paraître frustrant et pénible à supporter ; dans ce cas, il est vécu comme une contrainte plus que comme un atout.

Conclusion

Le travail en équipe est une des richesses de la pratique d'un(e) aide soignant(e). Il permet d'évoluer, d'affiner son appréciation, d'améliorer les gestes quotidiens. Il ne doit pas être perçu comme une contrainte, mais comme une façon d'évoluer au contact des autres pour le bien du malade.

SUJET 7

La France a fait le choix de l'accompagnement des mourants en développant les soins palliatifs. Après avoir défini *soins palliatifs*, expliquez en quoi consiste ce dispositif.

Ce que dit le sujet :

Le sujet porte sur l'accompagnement des mourants et les soins palliatifs ; la France a opéré un choix et ce choix s'est porté sur les soins palliatifs.

Ce que ne dit pas le sujet :

Ce que sont les soins palliatifs ; quelle était l'autre alternative de la France (on peut affirmer sans risque d'erreur que la France a choisi les soins palliatifs et interdit l'euthanasie) ; quelles sont les mesures que comprend le dispositif d'accompagnement des mourants.

Le plan est clairement énoncé :

1. Définir *soins palliatifs*
2. Le dispositif de l'accompagnement des mourants en France

Introduction

C'est à partir du rapport Laroque de 1986 que se met en place l'organisation des soins et l'accompagnement des malades en phase terminale. Depuis, la France a développé les soins palliatifs qui ne consistent pas seulement à administrer des médicaments mais surtout a accompagné le malade dans ces derniers instants, plutôt qu'autoriser l'euthanasie.

1. **Définition des soins palliatifs**
2. **Le dispositif**

Développement

1. Définition des soins palliatifs

➤ **La loi du 9 juin 1999**

Les soins palliatifs sont des soins actifs et continus pratiqués par une équipe interdisciplinaire en institution ou à domicile ; ils visent à soulager la douleur, à apaiser la souffrance psychique, à sauvegarder la dignité de la personne malade et à soutenir son entourage.

- **Article 37 du code de déontologie**

Le code de déontologie précise que, en toutes circonstances, le médecin doit s'efforcer de soulager les souffrances de son malade, l'assister moralement et éviter toute obstination déraisonnable dans les investigations ou la thérapeutique.

2. Le dispositif

- **Les unités de soins palliatifs**

Service spécialisé comprenant entre 5 et 15 lits ou quelques lits dans un service, suivant la pathologie ; y interviennent :

- des professionnels de santé (médecins, psychiatres, anesthésistes-réanimateurs, kinésithérapeutes, infirmiers, aides-soignants, psychologue, assistant de service social ;
- des représentants des différents cultes ;
- des bénévoles (dépendants pour la plupart d'associations).

- **Traitements**

- Les établissements de santé ont désormais l'obligation de prendre en charge la douleur des patients ;
- la douleur est évaluée grâce à une grille d'entretien (pour l'enfant l'évaluation se fait à partir d'une représentation simplifiée du corps humain) ;
- Les règles de prescription morphinique ont été assouplies ;
- traitements complémentaires non pharmacologiques : écoute du patient et de son entourage, relaxation, électrostimulation, massage, acupuncture…

➢ **Aménagements pour la famille**

- Un membre de la famille dispose d'un congé d'accompagnement de fin de vie de trois mois ;
- possibilité, après accord de l'employeur, d'avoir recours à un temps partiel.

Conclusion

La frontière entre accompagnement des mourants et acharnement thérapeutique est mince. Mais le dispositif mis en place par la France vise justement à offrir aux malades en fin de vie, un adoucissement de leurs derniers instants, en soulageant la douleur, mais aussi en leur permettant de mourir dans la dignité.

SUJET 8

Les expositions au soleil peuvent avoir des conséquences néfastes pour la santé.

Quelles sont les conséquences à court et plus long terme ?

Exposez les moyens de prévention préconisés.

Ce que dit le sujet :

Le soleil est susceptible d'entraîner des conséquences pour la santé à court terme et à long terme ; des moyens de prévention existent.

Ce que ne dit pas le sujet :

Qui sont les personnes concernées ou les plus exposées ? Quelles sont les durées d'exposition ?

Ce qui est demandé :

Quelles sont les conséquences de l'exposition au soleil ; quels sont les moyens de prévention existants.

Introduction

L'exposition prolongée au soleil, pour des peaux non préparées entraîne des conséquences immédiates, pouvant conduire à l'hospitalisation. Cette exposition peut aussi avoir des répercussions ultérieures. Les conséquences (1) et les moyens de prévention (2) seront présentés.

Développement

1. Conséquences...

➢ **...à court terme de l'exposition au soleil**

- brûlures au 1er ou au 2ième degré : pour toutes les personnes, mais surtout chez les nourrissons et les petits enfants ;

 • en cas de brûlures légères, la desquamation est habituelle en quelques jours ; la peau nouvellement formée est encore plus fragile que la précédente ;

 • les brûlures plus graves doivent faire l'objet d'un traitement médical et de mesures de protection renforcées.

- maux de tête : pour toutes les personnes ;

- insolation : pour toutes les personnes ; l'hospitalisation est parfois indispensable selon l'âge de la personne ;

- déshydratation : pour toutes les personnes, mais surtout chez les nourrissons et les petits enfants ; l'hospitalisation est parfois indispensable ;

- les brûlures plus graves doivent faire l'objet d'un traitement médical.

➢ ....à long terme de l'exposition au soleil

- bronzage : réaction des pigments cutanés ; son intensité est variable selon le type de peau, brun, blond, roux... ;
- vieillissement accéléré de la peau, fragilité, dessèchement, perte d'élasticité (apparition de rides);
- cancers cutanés.

2. Moyens de prévention

- crème solaire protectrice : l'indice est fonction du type de peau, plus l'indice est élevé plus la protection est grande ; renouveler l'application après le bain ;
- port d'un chapeau ;
- port de lunettes de soleil ;
- éviter les expositions prolongées : préférer les expositions progressives, de quelques minutes par jour, suivant le type de peau ;
- hydratation régulière : boire de l'eau régulièrement ;
- surveiller les rougeurs cutanées et les sensations de brûlures ; arrêt de l'exposition.

Conclusion

Les conséquences de l'exposition au soleil, sans précautions, peuvent être dramatiques, pouvant conduire à la brûlure et ultérieurement à l'apparition de cancers cutanés. Des moyens simples, à la disposition de tous, constituent la base de la prévention. Mais si l'information de la population, dans les pharmacies, les revues est présente, elle se heurte au phénomène du bronzage rapide, total, avec exposition intense.

SUJET 9

Quels sont les enjeux et les dérives du clonage ? Quelle est la position de la France sur le clonage ?

Ce que dit le sujet :

Le sujet porte sur le clonage. Le clonage présente un certain nombre d'avantages (enjeux) mais aussi des dangers (dérives). Un repère de lieu est donné par le sujet : La France.

Le plan est ici explicite :

1. les enjeux et les dérives du clonage
2. la position de la France sur le clonage

Ce que ne dit pas le sujet :

Ce qu'est le clonage ; Quels sont les enjeux du clonage ; quels sont les dangers du clonage ; la position de la France, autrement dit si la France autorise ou interdit le clonage, et pourquoi.

Introduction

Le clonage consiste à reproduire un être vivant. Il est dit *thérapeutique* si la croissance de l'embryon est arrêtée à l'âge d'une semaine, pour utiliser ses cellules dans la recherche. Le clonage est *reproductif,* si l'embryon se développe jusqu'à la naissance. Mais quels sont les enjeux et les dérives possibles du clonage ? (1) Quelle est la position de la France sur le clonage ? (2)

Développement

1. Les enjeux et les dérives du clonage

➢ Les enjeux

- thérapeutiques : greffes ; thérapie cellulaire (leucémie, infarctus, pour certaines affections caractérisées par la perte de neurones comme la maladie de Parkinson, ou la chorée de Huntington) ;

- économique : animaux parvenant à l'âge adulte plus rapidement ce qui permet des productions plus importantes en viandes et lait notamment.

➢ Les dérives

- risque de sélection de l'espèce (eugénisme) ;

- risque de voir un marché d'ovules se développer ;

- risque de ne pas implanter tous les embryons en cas de procréation médicalement assistée pour les conserver aux fins d'expérimentation ;

- technique mal maîtrisée : le clonage d'animaux connaît un taux d'échec très important vieillissement prématuré, malformations des rares animaux clonés ayant survécus.

2. La position de la France

➢ Interdiction du clonage en raisons des dérives possibles

- la France interdit le clonage thérapeutique et reproductif ;

- Le gouvernement craint les risques de dérives et propose de créer, contre le clonage reproductif, la qualification de *crime contre l'espèce*, passible de vingt ans de prison et de poursuites 30 ans après la majorité de l'éventuel enfant clone.

➢ **Interdiction du clonage dans un souci de respect de l'éthique**

- le clonage pose le problème du devenir de l'être humain (identité notamment) ;
- il peut mettre à mal l'idée même de « famille »;
- peut on sacrifier un être humain pour en soigner un autre ? (Hypothèse du clonage thérapeutique).
- avant d'être constitué comme sujet, l'embryon doit être respecté.

Conclusion

Le Conseil de l'Europe sur la bio-médecine note la nécessité de respecter l'être humain à la fois comme individu et dans son appartenance à l'espèce humaine. La plupart des pays ont interdit le clonage (certains comme Israël ou la Russie n'ont signé qu'un moratoire. En revanche certaines sectes, ou chercheurs (le professeur Antinori en Italie, par ex.) ont déclaré avoir déjà procédé à des expériences de clonage humain. Le problème qui se pose est en effet de savoir si les lois forment un cadre suffisamment rigoureux et dissuasif pour freiner la science.

SUJET 10

En France, la solidarité existe-t-elle encore ? Après avoir exposé quelques exemples de solidarité, vous présenterez les acteurs qui mettent en œuvre cette solidarité.

Ce que dit le sujet :

Solidarité, souvent évoquée, que cache ce mot ? (À noter que la réponse à la première question se trouve dans la deuxième partie du sujet, puisque donner des exemples de solidarité suppose qu'elle existe).

Ce que ne dit pas le sujet : la définition du mot *solidarité ;* qui fait preuve de solidarité : chacun d'entre nous, l'Etat ? Qui bénéficie de la solidarité ? Quelles sont les actions qui montrent que la solidarité existe et sous quelle forme ?

Ce qui est demandé : donner des exemples qui montrent l'existence d'une certaine forme de solidarité et présenter les personnes qui agissent dans ce domaine. Ici, compte tenu de la demande, le plan peut être moins rigoureux et il n'est pas utile de rechercher des sous parties.

✋*Attention* : il est préférable de traiter le sujet dans le cadre de la France, car la solidarité hors les frontières est plus volontiers abordée dans le cadre de l'aide humanitaire.

Introduction

- définition de la solidarité : aide mutuelle entre les hommes ; elle a toujours existé, mais les sociétés actuelles sont plus individualistes qu'autrefois ;

- la solidarité, dont on parle souvent, concerne surtout les pays industrialisés, car ils possèdent les richesses ;

- les occasions de manifester la solidarité sont nombreuses, mais les actions marquantes concernent les évènements exceptionnels ;

Plan :

1. les situations dans lesquelles la solidarité s'exprime.

2. Les personnes qui agissent dans le domaine de la solidarité.

Développement

1. Manifestations de solidarité et exemples

Le candidat peut choisir des exemples du quotidien :

➢ les *Restos du Cœur* qui viennent en aide aux plus démunis en leur proposant des repas ; les donateurs sont les particuliers, les entreprises, les fabricants et les distributeurs de denrées alimentaires ;
➢ la *Fondation de l'Abbé Pierre* propose des solutions d'hébergement temporaire, par l'intermédiaire de son association *Emmaüs,*qui collecte et redistribue meubles et vêtements, en provenance de particuliers ;
➢ la *Croix Rouge Française* vient en aide aux personnes démunies sous forme de dons de vêtements, d'aides alimentaires, en provenance de particuliers ;
➢ le *Téléthon,* manifestation télévisuelle destinée à recueillir de l'argent en faveur de la recherche médicale.

D'autres actions de solidarité existent à l'occasion notamment de catastrophes naturelles (inondations, marées noires...).

2. Les personnes qui contribuent à cette aide

Ces aides permettent à de nombreuses personnes d'exprimer leur générosité :

➢ les bénévoles qui participent activement aux actions menées sur le terrain ;
➢ les membres des diverses associations qui apportent leur contribution ;
➢ les particuliers sollicités pour des dons sous forme de matériel ou divers produits, mais aussi sous forme d'argent ;
➢ les membres volontaires de groupe professionnels, pompiers, protection civile pour l'aide à la recherche de personnes ;

➢ les artistes de la chanson, du cinéma qui organisent des manifestations dont les recettes sont reversées au profit d'associations.

Conclusion

Il existe de nombreuses formes de solidarité, mais elle relève de la responsabilité individuelle. L'action individuelle remplace en effet souvent l'action de l'Etat. Néanmoins, des détournements de fonds sont toujours possibles, alors que la mise en place d'une taxe de *solidarité* a été maintes fois réclamée. Rappelons enfin que tout contribuable participe à la solidarité, car l'aide sociale est financée par l'impôt.

SUJET 11

Quels sont les objectifs et les dangers de la télé-réalité ?

Ce que dit le sujet :

Le thème porte sur la télé-réalité. Le plan est ici annoncé de manière précise :

1. les objectifs de la télé-réalité.
2. Les dangers de la télé-réalité.

Ce que ne dit pas le sujet :

Ce qu'est la télé-réalité ; quels sont les objectifs poursuivis par les producteurs de ces émissions, par les participants. Quels types de dangers guettent le téléspectateur et les participants ?

Introduction

La télé réalité est un programme diffusé sur une chaîne de télévision, mettant en scène la vie quotidienne de personnes ordinaires. *Psy Show* produit par Pascal Breugnot et diffusé sur Antenne 2 en 1984, fut la première émission de télé réalité. Certaines émissions sont très scénarisées, d'autre non. Les héros ne sont pas (en principe) des comédiens. Ces programmes sont suivis par des millions se spectateurs. Quels en sont les objectifs ? (1) Quels en sont les dangers ? (2).

Développement

1. Les objectifs de la télé-réalité

➢ Objectifs financiers

- faire grimper l'audimat de manière à intéresser les annonceurs (d'où des annonces « pimentées », une scénarisation des épisodes) ;
- mettre en œuvre une stratégie commerciale afin d'exploiter et décliner le produit sous toutes ses formes ;
- inciter les spectateurs à voter en appelant un numéro payant ;
- créer une gamme de produits dérivés ;
- s'octroyer un pourcentage important sur tous les contrats signés par les participants et vainqueurs de l'émission.

➢ Objectifs pour les participants

- les candidats s'imaginent qu'il s'agit d'un tremplin vers la célébrité ;
- participer à une aventure ;
- appât du gain.

2. dangers de la télé-réalité

➢ Pour le public

- intrusion dans l'intimité des personnes : *Zone rouge, J'ai décidé de maigrir* (déontologiquement incorrect*), Y a que la vérité qui compte, Zéro de conduite)* ;

- exacerber le voyeurisme et la cruauté : *loft, Nice people* (les caméras sont branchées en permanence et moyennant un abonnement les spectateurs peuvent observer les candidats toute la journée). *Zéro de conduite* (un candidat est humilié en direct sur l'initiative d'un proche) ;

- idée que la télé peut réaliser tous les rêves (richesse, gloire, célébrité) ;

- Identification des jeunes aux candidats qui parfois ne peuvent construire une phrase grammaticalement correcte et dont le vocabulaire reste limité.

➢ Pour les candidats

- castings qui réduisent les candidats à du bétail. Peu ou pas de justification sur les causes de l'échec ;

- enjeux discutables ;

- sentiment qu'un passage TV est synonyme de gloire assurée ;

- surmédiatisation des participants qui finissent par se persuader qu'ils ont tous les talents (comédiens, chanteurs...) ;

- instrumentalisation des candidats au profit de l'émission ;

- image faussée des candidats favorisée par le montage de l'émission (*Pop-star, Opération séductions, l'île de la tentation...) ;*

- gloire éphémère ;

- absence de talents qui rejette le participant dans l'oubli ;

- exploitation de l'image et du talent des gagnants.

Conclusion

Il convient néanmoins de relativiser les effets pervers de la télé-réalité qui reste avant tout un divertissement. La télé-réalité a son public. Par ailleurs le public dispose toujours d'un certain libre arbitre. Quant aux candidats, certains poursuivent une carrière télévisuelle ou artistique, même si cela reste exceptionnel.

SUJET 12

Face à la montée de l'intolérance dans la société actuelle, en quoi consiste, selon vous, le devoir de tolérance pour un professionnel de santé ?

Ce que dit le sujet :

L'intolérance est en augmentation, la tolérance est un devoir, la tolérance s'applique aux professionnels de santé.

Ce que ne dit pas le sujet :

La définition de l'intolérance et de la tolérance, l'importance de la place de la tolérance chez les professionnels de la santé.

Ce qui est demandé :

Comment un professionnel de santé peut-il appliquer ce devoir de tolérance dans le cadre de ses activités ?

Introduction

L'ensemble des professionnels de santé est concerné, médecins, dentistes, infirmières...

Définitions :

- la tolérance est le respect de la liberté des autres ; elle s'exprime dans le respect des idées, des croyances, des actes ;

- l'intolérance est le non respect de la liberté des autres.

Les conditions d'application de la tolérance par les professionnels de santé seront présentées à travers des exemples dans un cadre général d'abord (1) et dans le cadre des soins et de la santé ensuite (2).

Développement

La tolérance pour un professionnel de santé est directement liée à l'aspect social, culturel, psychologique, physique et économique de l'usager, le plus souvent un malade

1. dans un cadre général

➢ **Une absence de discrimination...**

Un professionnel de santé doit dispenser ses soins sans distinction de maladie, de race, de couleur, de sexe, de religion, d'appartenance religieuse, ni sociale, autrement dit, dans le respect de la liberté du malade.

➢ **... qui s'applique à l'ensemble des professionnels de santé**

Ce respect évoqué dans le code de déontologie des médecins a été adapté à l'ensemble des professions de santé.

2. Dans le cadre des soins et de la santé

➢ **Le professionnel de santé doit respecter la décision du malade, quelles que soient les raisons évoquées :**

- de se soigner ou non ;
- d'avoir recours à des médecines non conventionnelles ;
- d'avoir recours à certaines pratiques personnelles.

➢ **Ce respect s'exprime au travers ...**

- ...des croyances religieuses qui peuvent aussi avoir un impact sur la santé, comme les périodes d'abstention alimentaire ou la non consommation de certains aliments ;
- ...du refus de la transfusion sanguine, du don d'organe, de la transplantation, de la procréation médicalement assistée ;
- ...du refus de l'utilisation du préservatif... ;
- ...du refus des antalgiques et de l'acceptation de la souffrance qui est une façon de mieux expier les fautes commises ;
- ...des pratiques rituelles ancestrales qui se traduisent, par exemple, chez les femmes africaines par un ordre dans la toilette de l'enfant inverse à celui pratiqué lors de la toilette mortuaire, par l'utilisation de certaines substances ou encore en langeant les enfants jambes serrées.

Conclusion

L'exercice des professionnels de santé se fait dans le cadre du respect de la liberté du malade. Face aux difficultés parfois rencontrées, la tolérance est aussi le pouvoir de persuasion qui peut venir à bout d'une pratique qui peut paraître dangereuse ou mettre en péril la vie du malade.

SUJET 13

Quelle place les femmes occupent-elles aujourd'hui dans la société française ?

Ce que dit le sujet :

Le sujet porte sur la place qu'occupent les femmes dans la société. Il pose la question de l'égalité des hommes et des femmes ; un repère de lieu est donné au candidat : *la France* ; et un repère de temps : *aujourd'hui.*

Ce que ne dit pas le sujet :

Quelle place occupent les femmes aujourd'hui ; si la précision *aujourd'hui* suppose que la situation a évolué dans le temps.

☝ *Attention* : le plan ne se déduit pas de la lecture du sujet. Il doit être construit de manière à répondre à la question posée par le sujet.

Introduction

Les femmes sont, en vertu des dispositions du code civil, égales aux hommes en tout point. Elles représentent 46% de la population active et leur progression sur le marché du travail a été supérieure à celle des hommes en 2002. Mais, notamment dans le domaine de l'emploi ou en politique, des disparités existent entre les femmes et les hommes. Quelles sont ces disparités ? (1) Comment les atténuer (2) ?

Développement

1. Les disparités entre les hommes et les femmes

➢ Les hommes et les femmes face à l'éducation

- les filles réussissent mieux les tests tout au long de la scolarité ;
- en mathématique les résultats sont équilibrés entre filles et garçons ;
- à 15 ans les filles sont plus performantes que les garçons ;
- les filles se désintéressent des filières scientifiques.

➢ Les hommes, les femmes et l'emploi

- les femmes sont attirées par les activités du secteur tertiaire ;
- les salaires féminins tendent à égaler ceux des hommes ;
- Les postes à responsabilité de l'administration sont occupés majoritairement par des hommes ;
- seulement 17,4% de femmes se voient nommés aux principaux emplois à la décision du gouvernement.

➢ Les hommes, les femmes et la politique

- la représentation politique des femmes reste très inférieure à celles des hommes ; mais elle tend à croître ;
- les partis politiques ont préféré s'exposer à une amende plutôt que présenter des femmes à la députation lors des élections de 2002 ;
- néanmoins on trouve 47,5% de femmes dans les conseils municipaux ;
- la situation devrait évoluer car les femmes sont plus indépendantes ; elles sont de plus en plus présentes dans les gouvernements à des postes importants.

2. Atténuer les disparités entre les femmes et les hommes

➢ Propositions sur la parité et l'égalité

Des propositions tendant à atténuer l'absence d'égalité entre les hommes et les femmes sont actuellement à l'étude.

- parité et accès des femmes aux postes de responsabilité ;
- promotion de la mixité professionnelle et une action dès la formation initiale ;
- Institution du réseau national « Parité » (Promotion des Actions et Renforcement des Initiatives qui Tissent l'Egalité), pour fixer des objectifs chiffrés de la progression de la place des femmes dans divers secteurs.

➢ Les institutions qui veillent à la parité hommes-femmes

- *L'Observatoire de la parité entre les hommes et les femmes* élabore des politiques publiques en faveur de l'égalité entre les sexes ;

- *Le Service des droits des femmes et de l'égalité* assure l'égalité professionnelle entre les hommes et les femmes en favorisant le développement d'une éducation non sexiste et la diversification de l'orientation des filles.

Conclusion

Alors que Seulement 10 % des filles se révèlent en difficulté face à la lecture contre 20,5 % des garçons à l'école, cet avantage concret s'efface à l'âge adulte devant des considérations peu rationnelles, qui font de l'homme une valeur plus sûres pour les entreprises. Toutefois les mentalités évoluent et le sexe n'est plus privilégié au détriment des compétences par les recruteurs. Les femmes obtiennent des postes à responsabilités dans le privé et dans le public, ce qui contribue à leur assurer une place

équivalente à celle de l'homme dans la société française. A ceci s'ajoute la vigilance des structures qui veillent à la parité homme-femme dans quelque domaine que ce soit.

SUJET 14

A la fin de l'année 2003, certains magasins ont offert la possibilité de régler le montant des achats en francs. Expliquez pourquoi.

Ce que dit le sujet :

Certains magasins permettent le paiement en francs ; repère de temps : la fin de l'année 2003.

Ce que ne dit pas le sujet :

En 2003, la monnaie officielle en circulation en France est l'euro ; quels sont les magasins qui offrent cette possibilité ? Quels sont les acheteurs éventuels qui ont recours à cette monnaie ?

Ce qui est demandé :

Quelles sont les raisons qui poussent ces magasins à agir de la sorte ?

Introduction

A plusieurs reprise, au cours de l'année 2002 et 2003, des magasins, grandes surfaces et petits détaillants ont offert la possibilité de régler le montant en francs. Un attachement aux traditions passées (1) et la volonté d'écouler les derniers francs (2) peut pousser certains commerçants à agir de la sorte.

Développement

Cette situation est liée à un refus, non pas de l'euro en tant qu'appellation, ni en tant que nouvelle monnaie, mais à un refus d'abandon du franc.

1. Des raisons liés à un certain attachement au passé

➢ **Nostalgie du franc en tant que monnaie**

- l'usage du franc reposait sur le système décimal initial ancré dans les habitudes des Français ; - même le passage des anciens francs en nouveaux francs - en 1959 - utilisait la base 100, c'est-à-dire nécessitait la division des sommes par 100 ;

- les difficultés d'adaptation chez les personnes âgées persistent encore ;

- l'usage de l'euro oblige à une conversion qui utilise un taux à deux chiffres après la virgule.

➢ **Abandon d'un symbole fort** :

Le franc, de part son appellation, était directement associé à la France, dont il tire son nom et à ses lointains habitants, les Francs.

➢ **Décision des pays européens et non des Français**

- initialement, le nom proposé par la France était *écu*, mais les Allemands ont refusé car la prononciation signifie *vache,* ce qui est péjoratif ;

- la France a du se plier aux décisions de la Communauté européenne, mais il n'est pas certain que les Français aient mieux accepté cette dénomination.

2. La volonté d'écouler une monnaie encore possédée par les Français

- de nombreuses personnes n'ont pas rendus les pièces en francs à leur banque et les conditions de retour deviennent plus difficiles ;
- ce paiement en franc permet aux personnes encore détentrices de se débarrasser à bon compte de cette monnaie, sans passer par les services de la Banque de France, qui seule la reprend dorénavant ;
- beaucoup de magasins pratiquent encore le double affichage, franc et euro, en raison d'un défaut d'assimilation de la conversion.

Conclusion

Certains magasins ont permis le retour temporaire à un mode de paiement en francs, afin d'attirer une clientèle qui n'aurait pas pu dépenser cet argent. Seule la Banque de France reprend actuellement cette monnaie.

A travers ce geste, que l'on qualifie de commercial, c'est une partie de la population qui peut ainsi consommer en dépensant une monnaie en voie de démonnaitisation, mais il persiste encore vraisemblablement des nostalgiques qui conservent leur pièces en souvenir.

SUJET 15

En France 90000 à 100000 personnes seraient contaminées par le virus du Sida. Après avoir présenté les formes de lutte contre le Sida, expliquez quelles sont les difficultés rencontrées dans la lutte contre ce fléau.

Ce que dit le sujet :

Le sujet porte sur le sida ; repère de lieu : la France ; le nombre de personnes infectées en France ; le plan est évident :

1. La lutte contre le sida
2. Les difficultés rencontrées pour lutter efficacement contre le sida

Ce que ne dit pas le sujet :

Ce qu'est le Sida ; quelles sont les mesures de lutte contre le sida ; pourquoi ces mesures de lutte ne sont pas toujours efficaces.

Introduction

Le Sida (syndrome d'immunodéficience acquise) a été découvert au début des années 80. Chaque année, en France, 2000 à 4000 personnes contractent le virus. La lutte contre le sida s'articule autour de la prévention et des traitements (1) ; néanmoins cette lutte se heurte à des difficultés (2).

Développement

1. La lutte contre le Sida

➢ **La prévention**

- vente libre de seringues en pharmacie ;

- chauffage et préparation des produits sanguins ;
- stérilisation du matériel en contact avec les fluides corporels) ;
- information notamment chez les populations les plus exposées ;
- port du préservatif ;
- éviter les discriminations et l'exclusion en permettant l'insertion professionnelle et sociale du malade.

➢ **Les traitements**

- les multithérapies (association de plusieurs médicaments entre eux) ;
- un nouveau vaccin est testé sur le sida de souche C ;
- nouvel antiviral baptisé T20, ou *enfurtivide.*

➢ **Les structures de lutte**

- associations : Act-Up (agir conseiller, travailler, unifier, protéger) ;
- Solidarité Sida, Sol en Si, ALS (association de lutte contre le sida) ;
- la division sida ;
- l'Agence nationale de la recherche sur le sida ;
- les centres d'information et de soins de l'immunodéficience humaine.

2. Les difficultés rencontrées dans la lutte contre le Sida

➢ **L'opinion**

- le Sida n'est plus perçu comme une maladie mortelle : désengagement des pouvoirs publics et du public, multiplication des comportements à risque (notamment chez les jeunes homosexuels).

➢ Accès et tolérance aux nouveaux traitements

- le virus connaît des mutations qui entraînent un échec thérapeutique ;

- L'accès difficile aux nouveaux antirétroviraux et la tolérance à ces nouvelles thérapeutiques contribuent à favoriser le développement de cas de sida.

Conclusion

L'espoir d'un vaccin qui permettrait d'éradiquer le sida reste tenace. Les progrès réalisés dans la prise en charge des malades, leur permet désormais de mieux vivre la maladie. Mais, dans les pays en voie de développement, le virus du sida est ou sera la première cause de mortalité si l'accès aux thérapeutiques continue de demeurer problématique.

SUJET 16

La tendance actuelle est de maintenir le plus longtemps possible les personnes âgées à leur domicile.

Quels sont les arguments qui plaident en faveur de cette politique ?

Ce que dit le sujet :

Les personnes âgées sont maintenues à leur domicile ; le phénomène est récent.

Ce que ne dit pas le sujet :

L'état de santé des personnes âgées ; les conditions de vie à domicile ; le terme *politique* est à prendre au sens de *façon d'agir.*

Ce qui est demandé :

Enumérez et expliquez les raisons qui poussent au maintien à domicile des personnes âgées.

Introduction

L'espérance de vie augmente régulièrement depuis de nombreuses années et le nombre de personnes âgées, voire très âgées, qui vivent de plus en plus longtemps, augmente en conséquence. Le maintien à leur domicile ne peut se faire que dans des conditions précises d'autonomie et d'adaptation de l'environnement.

Les raisons qui poussent à ce maintien à domicile seront envisagées sous deux aspects : 1) les raisons en faveur du maintien à domicile; 2) Les avantages économiques du maintien à domicile.

Développement

Seules les personnes âgées, dont l'autonomie pour les gestes de la vie quotidienne - toilette, habillage, courses, préparation des repas - sont préservés, peuvent rester à leur domicile.

1. Les raisons en faveur du maintien à domicile

➢ Les personnes âgées sont réfractaires au changement

- les personnes âgées éprouvent beaucoup de difficultés, essentiellement d'ordre affectif, à quitter une maison dans laquelle elles ont tous leurs souvenirs familiaux ;

- cette situation prend le sens d'une impossibilité de retourner en arrière.

- **Maintien du lien social**

- les personnes âgées éprouvent aussi des difficultés à abandonner leurs relations de voisinage ;

- la coupure avec le passé est toujours douloureuse, d'autant que le départ dans une structure collective oblige à reconstruire - difficilement - un réseau de relations ;

- ce lien social peut êtres conservé grâce à l'existence d'associations culturelles, de loisirs ou sportives.

- **Possibilité d'adaptation du logement et amélioration de la sécurité**

- c'est souvent grâce à des petits moyens qui facilitent la vie quotidienne que l'on peut maintenir une personnes âgée à son domicile, rampe pour l'escalier, modification du rangement de la vaisselle, du linge, siège de WC surélevé, fauteuil en matière plastique dans la douche... ;

- la téléalarme, dispositif d'avertissement d'un accident, permet d'augmenter la sécurité en toute circonstances.

2. Les avantages économiques du maintien à domicile

- **Coût**

- le maintien à domicile représente un coût faible comparé à celui des structures d'hébergement collectif ;

- les services proposés sont calculés à partir des ressources : portage de repas à domicile, foyers restaurants, aides ménagères...

- **Aides financières**

De nombreuses aides sont proposées, afin d'encourager ce maintien à domicile :

- l'allocation personnalisée d'autonomie, calculée en fonction du degré d'autonomie ;

- les aides au logement, afin d'équiper ou de modifier selon la nature des déficits constatés, sont proposés par différents organismes : caisse d'allocations familiales, mutuelles, caisses de retraite, Agence nationale pour l'amélioration de l'habitat...

Conclusion

Le maintien à domicile des personnes âgées est un atout majeur qui ne peut être envisagé, qu'avec une autonomie relativement conservée ou un entourage familial, (notamment le conjoint), satisfaisant. Néanmoins, se pose le problème de ces personnes âgées qui perdent leur autonomie, physique, mentale et pour lesquelles il convient de trouver une place dans une structure d'hébergement collectif, dont on connaît l'insuffisance des places.

SUJET 17

Les mesures en faveur des personnes handicapées permettent-elles suffisamment leur intégration ?

Ce que dit le sujet :

Le sujet porte sur l'intégration des personnes handicapées ; des mesures d'intégration existent ; le sujet pose la question de savoir si elles sont suffisantes.

Ce que ne dit pas le sujet :

Ce qu'est une personne handicapée ; quelles sont les mesures prises pour l'intégration des personnes handicapées ; quelles sont les mesures qui favoriseront cette intégration.

☞ *Attention : ne répondez pas à la question dès l'introduction. Il est rare que ce type de question induise une réponse positive. Il vous faudra alors présenter des mesures qui permettront d'intégrer davantage les personnes handicapées.*

Introduction

Une personne handicapée est caractérisée par la déficience (perte de substance), l'incapacité (réduction de la capacité à accomplir une activité). Il résulte de ces deux états un désavantage social. La France compte cinq millions de personnes handicapées. En dépit d'une législation qui a reconnu le caractère social du handicap et qui date de 1975, les mesures visant à l'intégration des handicapés tardent à se mettre en place. Une première partie dressera une liste des mesures existantes, tandis que dans une seconde partie seront évoquées les mesures à venir.

Développement

1. Les mesures d'intégration existantes

➢ **Pour adultes**

- aides techniques, subventions, avantages fiscaux ou aides humaines, permettent à la personne handicapée de vivre en autonomie dans un logement individuel ;

- aménagements facilitant la circulation des personnes handicapées ;

- insertion professionnelle du travailleur handicapé en *milieu ordinaire de travail*, (entreprises et administrations) ;

- orientation de la personne handicapée en *milieu de travail protégé :* CAT (handicap lourd) et ateliers protégés.

➢ **Pour enfants**

- extension des CLIS et UPI aux élèves atteints de déficiences motrices et sensorielles ;

- augmentation de la capacité d'accueil des SESSAD et déploiement des CAMPS dans tous les départements ;

- différentes voies pour la scolarisation des jeunes handicapés : SEGPA, EREA, établissements spécialisés pour jeunes déficients visuels et auditifs, CFA, CFAS ;

- édition adaptée de manuels scolaires pour déficients visuels, constitution d'un référentiel de compétences en Langue des Signes Française ;

- aides pour les handicapés qui suivent une filière professionnalisante.

2. Les mesures à venir

➢ **Les mesures envisagées par les pouvoirs publics**

- les constructions neuves doivent se conformer à une réglementation précise en vue de faciliter la vie des personnes handicapées dans les logements;

- actions d'incitation concernant les taxis parisiens afin de multiplier les véhicules aménagés ;

- aménagements facilitant la circulation des personnes handicapées à la SNCF et RATP.

-

➢ **Le regard d'autrui**

Le regard que porte autrui sur les personnes handicapées doit changer. Cela passe par :

- la prise de conscience qu'une personne handicapée ne se définit pas par son handicap ;

- la valorisation des parcours individuels ;

- la reconnaissance par tous de l'apport des personnes handicapées à la société ;

- la prise de conscience que le désavantage induit par une déficience, peut se limiter à des secteurs précis de la vie quotidienne, et qu'une personne handicapée est aussi productive.

Conclusion

L'Europe toute entière a été invitée à réfléchir sur l'intégration des personnes handicapées. Bien entendu, l'accent est aussi porté sur la prévention des handicaps qu'ils soient innés ou acquis, et sur le civisme dont doivent faire preuve les personnes valides.

SUJET 18

Le dopage ternit l'image du sport. Quelles sont les conséquences du dopage et quels sont les moyens qui permettent de lutter contre le dopage ?

Ce que dit le sujet :

Le sujet porte sur le dopage ; du dopage produit des conséquences (notamment sur le sport) ; il existe des moyens pour lutter contre le dopage.

Le plan est explicite :

1. **Les conséquences du dopage**
2. **Les moyens de lutte contre le dopage**

Ce que ne dit pas le sujet :

Ce qu'est le dopage ; en quoi il ternit l'image du sport ; quelles sont les conséquences du dopage ; quels sont les moyens de lutte contre le dopage ; si ces moyens sont efficaces.

Introduction

Le dopage est l'utilisation de substances ou de procédés de nature à modifier artificiellement les capacités d'un sportif. Font également partie du dopage les utilisations de produits ou de procédés destinés à masquer l'emploi de produits dopants. Le dopage est associé à une tricherie. Diverses conséquences sont attachées au dopage (1) qui justifient la mise en place de mesures visant à sa disparition (2).

Développement

1. Les conséquences du dopage

➢ **Conséquences sportives**

- élévation des performances des sportifs ;
- fausse le jeu de la compétition ;
- fausse la validité des records établis par les sportifs ;
- tricherie à l'égard des autres sportifs qui ne se dopent pas.

➢ **Enjeux économiques**

- confiance des sponsors au sportif qui obtient des résultats (contrat d'exclusivité avec une marque, publicité) ;
- trafic de produits dopants ;
- la performance du sportif rejaillit sur la nation (performances des sportifs de l'Est avant la chute du mur de Berlin, par ex.).

➢ **Conséquences pour le sportif**

- dangerosité des produits consommés ;
- certains produits (cocaïne, ecstasy, héroïne, etc.) entraînent une dépendance physique et/ou psychique chez le consommateur ;

- l'administration abusive de certains médicaments (EPO, hormone de croissance, insuline) ou le détournement d'usage peut avoir des conséquences irréversibles sur l'organisme.

2. La lutte contre le dopage

La lutte contre le dopage poursuit trois objectifs : la sincérité des épreuves, la protection de la santé des pratiquants et la préservation de l'exemplarité des sportifs de haut niveau.

➤ La prévention

- objectif : atteindre le Zéro dopage pour les compétitions internationales ;

- Les instances de lutte (Comité national olympique et sportif français (CNOSF), Conseil de prévention et de lutte contre le dopage (CPLD), l'Agence Mondiale Antidopage (AMA), le Comité International Olympique (CIO), le Conseil de l'Europe et l'Union Européenne) sont chargées de veiller à l'efficacité et à l'effectivité de cette lutte. Les Antennes Médicales de Lutte contre le Dopage (AMLD) assurent les soins et la prise en charge des sportifs ayant eut recours au dopage. *Réseau* de 24 médecins conseillers, placés auprès des directeurs régionaux et départementaux de la jeunesse ;

- multiplication des contrôles antidopage inopinés ;

- suivi longitudinal des sportifs dont dépend la délivrance de la licence ;

- mise en place du groupe technique national d'échange d'informations qui réunira tous les trimestres, sous l'égide du ministre des Sports, des représentants des ministères de l'Intérieur, de la Justice, de la Santé, du Conseil de prévention et de lutte contre le dopage, l'Office Central pour la Répression du Trafic Illicite des Stupéfiants ;

- s'assurer de la stricte correspondance entre les fonctions des membres de l'encadrement médical et paramédical et les diplômes obligatoires dont ils doivent être titulaires, en droit français ;
- promouvoir l'utilisation d'une base de données permettant de mener des enquêtes contre le trafic de produits dopants.

➢ **La répression**

- pour les sportifs : sanctions sportives (proposition par le ministre des sport français de retirer la licence pendant 10 ans au sportif testé positif) ;
- pour les trafiquants : jusqu'à sept ans d'emprisonnement et 150000 € d'amende.

Conclusion

Ce système de lutte contre le dopage devrait être étendu au sport amateur, car c'est dès le plus jeune âge que les habitudes dopantes sont prises. Par ailleurs, seule une coopération internationale permettra de lutter contre le trafic de produits dopants.

SUJET 19

L'Institut de national de la santé et de la recherche médicale a constaté qu'il y a de plus en plus d'enfants obèses, dans notre pays.
Quelles en sont les causes et les conséquences ?

Ce que dit le sujet :

Un organisme national de recherche en santé - INSERM - a fait un constat ; le nombre d'enfants obèses est en augmentation en France.

Ce que ne dit pas le sujet :

Quand cette étude a été réalisée ; l'âge des enfants ; la définition de l'obésité.

Ce qui est demandé :

Les causes de l'obésité chez l'enfant, les conséquences de cette obésité, le plan s'articule donc autour de ces deux parties.

Introduction

L'obésité chez l'enfant a augmenté de façon importante depuis une vingtaine d'années chez des jeunes et même chez les très jeunes enfants. Elle se définit comme un excès de poids, constaté à partir de l'évaluation de la masse corporelle.

Le mode de vie est incriminé. Une première partie envisagera les causes de l'obésité chez les enfants, tandis qu'une seconde partie en abordera les conséquences.

Développement

1. Les causes de l'obésité chez les enfants

➢Liées à la sédentarité

- manque d'exercice ;
- télévision : le nombre d'heures passées assis devant la télévision augmente régulièrement, il est associé au grignotage, voire à la suppression de repas ;
- ordinateur et jeux vidéo : la situation est voisine de celle de la télévision.

➢ Liées à une alimentation déséquilibrée

- publicité : à la télévision surtout, incitation à la consommation de produits sucrés, d'aliments gras ;

- distributeurs automatiques : de boissons sucrées et de barres chocolatées, très riches en calories, dans les établissements scolaires, clubs sportifs, foyers de jeunes, cinémas...

2. conséquences de l'obésité chez les enfants

➢ **Conséquences sur la santé de l'enfant**

- problèmes vasculaires : athérosclérose précoce ;
- problèmes respiratoires : essoufflement rapide ;
- problèmes articulaires : usure précoce des cartilages, déformations des membres inférieurs ;
- persistance de l'obésité à l'âge adulte.

➢ **Conséquences sut l'intégration sociale de l'enfant**

- image de soi négative; peut entraîner une dépression ;
- rejet des autres enfants ;
- prise en charge médicale parfois lourde ;
- difficulté à pratiquer des activités sportives.

Conclusion

Les enfants obèses aujourd'hui risquent de devenir obèses à l'âge l'adulte, avec le cortège des risques encourus. Il est donc urgent de lutter contre cette maladie qui est en augmentation par le retour à une alimentation équilibrée, une activité sportive et une modification des loisirs.

SUJET 20

La ville et la société ne sont pas toujours faites pour les handicapés.
Illustrez cette affirmation.

Ce que dit le sujet :

La ville n'est pas faite pour les handicapés, la société n'est pas faite pour les handicapés.

Ce que ne dit pas le sujet :

La notion de ville est a prendre ici au singulier collectif ; qu'est-ce que la société dont il est question ? La définition du handicapé n'est pas précisée.

Ce qui est demandé :

Donner des exemples qui montrent le manque d'adaptation pour les handicapés.

Introduction

Depuis quelques années, la place du handicapé dans la société est l'objet de débats.

Définition

Le handicapé est une personne qui présente une déficience (un manque ou une diminution), une incapacité (une impossibilité à réaliser) et un désavantage (une conséquence). Le handicapé est volontiers perçu comme une personne qui présente des problèmes moteurs et qui ne peut pas accomplir certains actes physiques. Si l'aveugle est considéré comme un handicapé, par contre le sourd, le handicapé mental ou respiratoire ne le sont pas aussi facilement. Quelles sont les difficultés rencontrées par les

personnes handicapées en ville ? (1) Quelles sont les difficultés propres à la société ? (2)

Développement

1. Les difficultés en ville

➢ **Accès au transport**

- autobus, peu équipés ;
- trains (en voie d'équipement) ;
- tramways, (ceux de fabrication récente permettent l'accès pour le transport des handicapés moteurs).

➢ **Accès aux lieux publics**

- des progrès importants ont été réalisés, mais de nombreux services en étage ne permettent pas l'accès aisément, cinéma, service de la mairie, banque, organismes de sécurité sociale... ;
- les emplacements de stationnement pour les véhicules des handicapés sont matérialisés, mais ils ne sont pas respectés par tous, d'autant que les sanctions sont quasi inexistantes (encore qu'elles soient aggravées dans de nombreuses villes de France) ;
- les passages pour piétons ne sont pas équipés d'avertisseurs sonores pour les aveugles.

2. Les difficultés propres à la société

Elles sont liées aux individus et aux structures existantes :

➢ **Accès difficile ou impossible**
- malgré les mesures prises pour encourager l'emploi de personnes handicapées, les entreprises assujetties à la loi (loi du 10 juillet 1987); préfèrent verser la contribution à l'AGEPHIP ;

- certains emplois restent encore inaccessibles, tels que ceux proposés dans le commerce, les services qui nécessitent des déplacements, ceux qui sont au contact du public...

➢ **Accès difficile, mais possible**

- certains emplois sont néanmoins possibles, avec ou sans adaptation du poste de travail ; on peut citer l'enseignement, l'accueil, le standard, l'informatique.

➢ **Le regard des autres**

- souvent les personnes en contact avec un handicapé éprouvent, soit de la pitié, soit de la compassion, mais parfois, aucune réaction n'est perceptible ;

- certaines personnes handicapées ne sont pas aidées dans les gestes de leur vie quotidienne.

Conclusion

La ville et la société ne présentent pas toutes les facilités en faveur des handicapés et la liste des manques est longue. Des efforts en cours permettent de mieux intégrer les handicapés, mais il reste encore à l'ensemble de la population à les accepter tout simplement.

ANNEXE

Arrêté du 5 janvier 2004 modifiant l'arrêté du 22 juillet 1994 : annexe

Programme des formations préparatoires au diplôme professionnel d'aide-soignant et au diplôme professionnel d'auxiliaire de puériculture.

Les programmes de formation d'aide-soignant et d'auxiliaire de puériculture on pour objectif de permettre à chaque élève d'acquérir des compétences lui permettant de contribuer à une prise ne charge globale des personnes en liaison avec les autres intervenants au sein d'une équipe pluridisciplinaire, en milieu hospitalier ou extrahospitalier et, en tant que de besoin, à leur éducation et à celle de leur entourage.

Au sein de cette équipe, **l'aide-soignant** contribue à la prise en charge d'une personne ou d'un groupe de personnes et participe, dans le cadre du rôle propre de l'infirmier, en collaboration avec lui et sous sa responsabilité, à des soins visant à répondre aux besoins d'entretien et de continuité de la vie de l'être humain et à compenser partiellement ou totalement un manque ou une diminution d'autonomie de la personne.

Au sein de cette équipe, **l'auxiliaire de puériculture** participe, dans le cadre du rôle propre de l'infirmier, en collaboration avec lui et sous sa responsabilité, ou le cas échéant sous la responsabilité d'autres professionnels du secteur de la santé ainsi que du secteur éducatif ou du secteur social, à la prise en charge individuelle ou en groupe, jusqu'à l'adolescence, de l'enfant bien portant, malade ou handicapé, répond aux besoins quotidiens de l'enfant par la présence qu'il assure, les soins spécialisés auxquels il participe et les activités d'éveil qu'il organise.

1. Principes pédagogiques

- Développement de la créativité et de la faculté d'adaptation de l'élève aide-soignant et auxiliaire de puériculture en adéquation avec la diversité des lieux d'exercice et avec l'évolution des besoins de santé ;

- Réflexion sur un projet professionnel en fonction des aspirations de l'élève et du projet pédagogique de l'école ;

- cohérence entre les objectifs de la formation, les fondements pédagogiques et les pratiques professionnelles ;

- suivi pédagogique basé sur l'accompagnement et le développement personnel de l'élève.

2. Objectifs de la formation

Objectifs de la formation d'aide-soignant

- participer à l'accueil de la personne et de son entourage ;
- situer son action au sein d'une équipe de travail ;
- participer à l'identification des besoins physiques, physiologiques de l'être humain, aux différentes étapes de la vie et de leurs modifications ;
- appliquer les méthodes et les moyens adaptés à l'exécution de soins en collaboration avec l'infirmier ;
- participer à l'animation et à l'organisation d'activités ;
- collaborer à l'organisation de la vie d'une personne ou d'un groupe de personnes en favorisant, dans la mesure du possible, la participation de celles-ci dans toutes les activités quotidiennes ;
- transmettre ses observations par oral et par écrit ;
- transmettre les connaissances liées à sa fonction et, dans ce cadre, participer à des actions de formations.

Objectifs de la formation d 'auxiliaire de puériculture

- participer à l'accueil de l'enfant et de son entourage ;
- situer son action au sein d'une équipe de travail ;
- participer à l'identification des besoins physiques, physiologiques de l'enfant, aux différents âges de sa vie, et de leurs modifications ;
- participer à l'identification des ressources propres à l'enfant, à la famille, à l'environnement ;

- appliquer les méthodes et les moyens adaptés à l'exécution de soins en collaboration avec la puéricultrice ou l'infirmier ;
- collaborer à l'organisation de la vie d'un enfant ou d'un groupe en favorisant, dans la mesure du possible, la participation de ceux-ci dans toutes les activités quotidiennes ;
- transmettre ses observations par oral et par écrit ;
- transmettre les connaissances liées à sa fonction et, dans ce cadre, participer à des actions de formations.

3. Durée de la formation

L'ensemble de la formation se déroule sur un an. Elle comprend 1575 heures d'enseignement réparties comme suit :

- enseignements théoriques identiques : 8 semaines, soit 280 heures ;
- enseignements théoriques spécifiques : 9 semaines, soit 315 heures ;
- stages identiques : 12 semaines, soit 420 heures ;
- stages spécifiques : 16 semaines, soit 560 heurs ;
- congés : 7 semaines.

Total : 52 semaines.

4. Caractéristique de l'enseignement théorique

La formation est organisée en modules, qui ont pour objectif de permettre aux élèves d'acquérir les connaissances indispensables pour participer à la réalisation de soins relevant du rôle propre de l'infirmier.

L'enseignement est dispensé sur la base des 35 heures par semaine. La répartition de cet enseignement entre cours magistraux, travaux pratiques, travaux dirigés et évaluation des connaissances est déterminée par les équipes enseignantes.

La présence aux cours, aux travaux pratiques, aux travaux dirigés et aux stages est obligatoire.

Il appartient aux équipes pédagogiques, responsables de la mise en œuvre du présent programme de déterminer les modalités d'organisation de l'enseignement, compte tenu de la durée de la formation et du projet pédagogique de l'école.

5. Caractéristiques de l'enseignement clinique

Les stages constituent au sein de la formation un temps d'apprentissage privilégié d'une pratique professionnelle. Ces stages s'effectuent en milieu hospitalier et en milieu extra-hospitalier dans des structures bénéficiant d'un encadrement adapté.

L'encadrement soit être assuré par du personnel diplômé qui prépare progressivement les élèves à l'exercice de leur fonction.

L'organisation des stages relève de la compétence des écoles, en collaboration avec les responsables des structures d'accueil.

Les objectifs des stages sont définis par les équipes enseignantes des écoles en liaison avec les personnes responsables de l'encadrement des élèves sur le lieu de stage.

Les stages sont effectués sur la base de 35 heures obligatoires par semaine. L'un des stages spécifiques comprend obligatoirement trois nuits dans le même service.

6. contenu de l'enseignement

Enseignement théorique : généralités sur les modules

Les modules 1 et 2 doivent être obligatoirement dispensés en début de formation. L'équipe enseignante détermine le déroulement chronologique de l'enseignement des modules 3 à 6 qui doivent, en tout état de cause, être dispensés avant les modules 7 à 12.

L'enseignement du module 6 comprend des notions élémentaires concernant l'enfant et l'adulte malades. Il repose sur les symptômes observables par l'aide-soignant et l'auxiliaire de puériculture pour leur permettre de comprendre les grandes lignes du traitement, les complications possibles et les mesures prophylactiques.

L'enseignement des modules 7 à 12 comprend, outre des notions d'anatomie-physiologie et d'hygiène, l'étude des grandes fonctions, des besoins fondamentaux, de la démarche de soins et du vocabulaire approprié, l'apprentissage de soins spécifiques.

Modules identiques :

Module 1. - Notions préalables sur les soins (1 semaine).

Module 2. - Hygiène (1 semaine).

Module 3. - Relation, communication et ergonomie (2 semaines).

Module 4. - Santé publique (1 semaine).

Module 5. - Réglementation, exercice professionnel, responsabilité et déontologie (1 semaine).

Module 6. - Participation aux soins et surveillance des patients en médecine, en chirurgie, en pédiatrie et en réanimation (2 semaines).

Modules spécifiques « aides-soignants » :

Module 7. - Soins en médecine et aux urgences (1 semaine).

Module 8. - Soins en chirurgie et en réanimation (1 semaine).

Module 9. - Soins en psychiatrie (1 semaine).

Module 10. - Soins en obstétrique et en gynécologie (1 semaine).

Module 11. - Soins en gérontologie et en gériatrie (4 semaines).

Module 12. - Soins palliatifs et accompagnement des patients en fin de vie (1 semaine).

Modules spécifiques « auxiliaires de puériculture » :

Module 7. - Notions préalables sur l'enfant et son environnement (1 semaine).

Module 8, - La période prénatale et la naissance (2 semaines).

Module 9. - L'enfant sain de la naissance à l'adolescence (3 semaines).

Module 10. - L'enfant malade (2 semaines).

Module 11. - L'enfant atteint d'un handicap (1/2 semaine).

Module 12. - Soins palliatifs et accompagnement de l'enfant en fin de vie (1/2 semaine).

Enseignement théorique : contenu des modules

Modules identiques 1 à 6

Module 1. - Notions préalables sur les soins (1 semaine).

1. Le concept de soins et les besoins fondamentaux de l'être humain.
2. La démarche de soins.

3. Le dossier de soins.

4. Notions d'anatomie et de physiologie.

Module 2. - Hygiène (1 semaine).

A l'occasion de l'étude de chaque module, il est procédé à un rappel concernant l'hygiène en rapport avec l'enseignement dispensé.

1. Généralités :

- l'infection et le risque infectieux ;
- moyens de défense de l'organisme ;
- moyens de prévention.

2. Hygiène environnementale :

- l'environnement ;
- l'hygiène des aliments ;
- l'habitat ;
- les nuisances ;
- santé et travail ;
- protection du personnel.

3. Hygiène individuelle :

- hygiène de vie ;
- hygiène corporelle et vestimentaire.

4. Hygiène hospitalière :

- les infections nosocomiales ;
- méthodes de destruction des germes :
- asepsie ;
- antisepsie ;
- décontamination ;
- nettoyage, désinfection et stérilisation du matériel et des locaux ;
- étude des circuits.

Module 3. - Relation, communication et ergonomie (2 semaines).

1. Notions de sociologie :

- le groupe familial ;
- les groupes sociaux ;
- l'environnement culturel (rites, habitudes, religions, idéologie...) ;
- l'adaptation aux changements.

2. Notions de psychologie :

- généralités sur la psychologie ;
- relations entre le psychologique et le somatique ;
- développement affectif, psychomoteur, psycho-social et intellectuel de la personne ;
- répercussions psychologiques du handicap.

3. Dimension relationnelle des fonctions d'aide-soignant et d'auxiliaire de puériculture :

- l'équipe soignante ;
- les techniques de communication ;
- les relations au sein de l'équipe soignante ;
- les relations avec le patient et son entourage.

4. Notions d'ergonomie :

- principes de base d'ergonomie ;
- différentes méthodes de manutention.

5. Notions d'informatique.

Module 4. - Santé publique (1 semaine).

1. Généralités :

- définition de la santé publique ;
- les grands problèmes de santé ;
- soins de santé primaires ;
- soins de santé communautaires ;
- les indicateurs de santé (natalité, mortalité, morbidité...).

2. Politique de santé :

- la prévention ;

- les actions prioritaires (lutte contre les toxicomanies, le tabagisme, l'alcoolisme, le SIDA, les maladies sexuellement transmissibles, la tuberculose...) ;

- les populations à risques ;

- planification familiale et assistance médicale à la procréation.

3. Les structures :

- organisation du système de santé ;

- organisation et fonctionnement des établissements publics de santé, des établissements de santé privés, des structures extra-hospitalières ;

- la sectorisation psychiatrique.

4. Les organisations humanitaires.

Module 5. - Réglementation, exercice professionnel, responsabilité et déontologie (1 semaine).

1. Notions sur les différentes professions de santé.

2. L'exercice professionnel de l'aide-soignant et de l'auxiliaire de puériculture :

- le cadre professionnel ;

- notions sur la fonction publique (hospitalière et territoriale) ;

- notions de droit du travail ;

- la place de l'aide-soignant et de l'auxiliaire de puériculture dans une équipe pluridisciplinaire ;

- responsabilité de l'aide-soignant et de l'auxiliaire de puériculture ; - les organisations professionnelles associatives et syndicales.

3. Ethique et déontologie :

- le secret professionnel et la discrétion professionnelle ;

- droits de l'homme, droits du malade.

Module 6. - Participation aux soins et surveillance des patients en médecine, en chirurgie, en pédiatrie et en réanimation (2 semaines).

Cet enseignement doit permettre aux aides-soignants et aux auxiliaires de puériculture de participer aux soins qui leur sont dévolus et à la surveillance des patients atteints de pathologies diverses en médecine, en chirurgie, en pédiatrie et en réanimation.

1. Participation aux soins d'hygiène et de propreté.

2. Participation à la surveillance de l'hygiène et de l'équilibre alimentaire.

3. Participation à la surveillance de l'élimination intestinale et urinaire.

4. Participation à l'installation du malade dans une position en rapport avec sa pathologie ou son handicap.

5. Participation à l'appréciation des principaux paramètres servant à la surveillance de l'état des patients pris en charge.

6. Participation aux actes visant à assurer le confort du malade.

7. Gestes élémentaires de survie.

8. Participation à l'élaboration et à l'utilisation du dossier de soins.

Modules spécifiques 7 à 12 « aides-soignants »

Le problème de la douleur sera étudié à l'occasion de l'enseignement de chacun des modules en prenant en compte ses variations en fonction des différentes pathologies dont les patients sont atteints.

Module 7. - Soins en médecine et aux urgences (1 semaine).

Ce module a pour objectif de permettre à l'élève d'approfondir ses connaissances dans les disciplines enseignées au cours du module 6.

Module 8. - Soins en chirurgie et en réanimation (1 semaine).

Ce module a pour objectif de permettre à l'élève d'approfondir ses connaissances dans les disciplines enseignées au cours du module 6.

Module 9. - Soins en psychiatrie (1 semaine).

1. Notions sur les maladies mentales.

2. Relation avec le malade présentant des troubles du comportement.

3. Participation aux activités occupationnelles.

4. Participation à la réinsertion dans la vie sociale et professionnelle.

5. Notions législatives et réglementaires.

Module 10. - Soins en obstétrique et en gynécologie (1 semaine).

1. Soins en obstétrique :

- de la conception à l'accouchement : notions biologiques, physiologiques, psychologiques et sociologiques ;
- l'accouchement ;
- les suites de couches ;
- le nouveau-né ;
- soins d'hygiène et de confort adaptés à la mère et à l'enfant ;
- notions législatives et réglementaires.

2. Soins en gynécologie :

- puberté ;
- ménopause ;
- notions sur les manifestations pathologiques.

Module 11. - Soins en gérontologie et en gériatrie (4 semaines).

1. Démographie et place de la personne âgée dans la société.
2. La personne âgée : culture, conditions de vie, ressources,...
3. Le vieillissement et ses conséquences :

- sur les besoins fondamentaux ;
- sur l'organisme (ostéoporose, baisse de l'acuité visuelle et auditive, insuffisance cardio-vasculaire et respiratoire,...) ;
- sur le psychisme (démence, sénilité,...).

4. Prévention des manifestations liées au vieillissement.
5. Aide au maintien ou au rétablissement de l'autonomie de la personne.
6. Participation aux activités occupationnelles.
7. Notions législatives et réglementaires.

Module 12. - Soins palliatifs et accompagnement des patients en fin de vie (1 semaine).

1. Concept de la mort, approche culturelle et religieuse.
2. Les différentes étapes de l'évolution psychologique du patient en phase terminale.

3. Soins palliatifs, soins d'hygiène et de confort aux personnes en fin de vie.

4. Accompagnement du patient, de sa famille ou de son entourage.

5. Prise en charge des personnes décédées et soutien de la famille ou de l'entourage.

6. Notions législatives et réglementaires (transport des corps, dons d'organe,...).

Modules spécifiques 7 à 12 « auxiliaires de puériculture »

Module 7. - Notions préalables sur l'enfant et son environnement (1 semaine).

1. L'enfant :

- les différents stades de développement ;
- relation et comportement avec l'enfant.

2. L'environnement :

- les milieux de vie de l'enfant : influence de la culture, des rites, de la religion... ;
- la sécurité de l'enfant ;
- les droits de l'enfant et de sa famille :
- situation des mineurs maltraités (loi du 10 juillet 1989) ;
- convention internationale des droits de l'enfant (1990) ;
- filiation et autorité parentale (loi du 8 janvier 1993).

Module 8. - La période prénatale et la naissance (2 semaines).

1. La période prénatale :

- notions de génétique ;
- la conception ;
- vie intra-utérine ;
- déroulement de la grossesse, modifications physiques et psychologiques ;
- notions législatives et réglementaires.

2. La naissance :

- le séjour à la maternité :
- l'accouchement ;
- le nouveau-né ;
- accueil et soins du nouveau-né en salle de travail ;
- caractéristiques physiques et physiologiques ;
- besoins et rythmes alimentaires : allaitement maternel, allaitement artificiel, sevrage,...
- besoins et rythmes du sommeil ;
- le nouveau-né et les relations avec son entourage :
- accueil et organisation du séjour du nouveau-né ;
- potentialités sensorielles et émotionnelles du nouveau-né ;
- les situations particulières : la naissance d'un enfant prématuré, handicapé, présentant un retard de croissance... ;
- les séparations précoces (accompagnement de l'enfant et de sa famille) ;
- les situations pathologiques :
- notions sur les principaux signes cliniques d'une détresse respiratoire, d'une hypothermie, d'une hyperthermie, d'une hypoglycémie, d'un ictère, d'une infection néonatale... ;
- notions concernant les malformations congénitales ;
- notions concernant les difficultés alimentaires ;
- impact du contexte néonatal sur la famille.

3. Notions législatives et réglementaires (établissement de la filiation, assurance maternité, prestations familiales, aide aux parents en difficulté...).

Module 9. - L'enfant sain de la naissance à l'adolescence (3 semaines).

1. Croissance somatique et maturation, besoins et équilibres alimentaires.

2. Développement psychomoteur et psychologique de l'enfance à l'adolescence et rôle des parents :

- généralités ;
- les grandes étapes du développement de l'enfant :

- les premières semaines de la vie ;
- la première année de la vie ;
- les deuxième et troisième années de la vie ;
- de trois à six ans ;
- de six ans à l'adolescence ;
- l'adolescence.

3. Notions de psychopédagogie et activités d'éveil du jeune enfant.

4. Les services d'accueil du jeune enfant (crèche collective, mini-crèche, crèche parentale, garderie, halte-garderie, école maternelle...).

5. Le fonctionnement de la protection maternelle et infantile et de l'aide sociale à l'enfance.

6. La maltraitance (décret du 9 décembre 1991 relatif à la formation des professionnels concernés par la prévention des mauvais traitements à l'égard des mineurs et la protection des mineurs maltraités) :

- identification des signes de maltraitance ;
- compte rendu aux personnes compétentes des observations effectuées ;
- accompagnement des enfants en cause et de leur famille.

7. Notions législatives et réglementaires.

Module 10. - L'enfant malade (2 semaines).

Ce module a pour objectif de permettre à l'élève d'approfondir les connaissances en pédiatrie acquises au cours du module 6 et de cerner plus spécifiquement les problèmes suivants : l'enfant et la maladie, l'enfant et la douleur, l'enfant et l'hospitalisation, les parents et la maladie de l'enfant.

Module 11. - L'enfant atteint d'un handicap (1/2 semaine)

1. Dépistage du handicap.

2. Les principaux handicaps : moteur, sensoriel, mental.

3. Approche psychologique de l'enfant handicapé et son intégration dans les structures d'accueil.

4. Techniques d'éveil et de communication et participation aux actes de la vie quotidienne.

5. Accompagnement et soutien psychologique de la famille ou de son entourage.

6. Institutions d'accueil spécialisées ou non.

7. Notions législatives et réglementaires.

Module 12. - Soins palliatifs et accompagnement de l'enfant en fin de vie (1/2 semaine)

1. Concept de la mort, approche culturelle et religieuse.

2. Les différentes étapes de l'évolution psychologique de l'enfant en phase terminale.

3. Soins palliatifs, soins d'hygiène et de confort aux enfants en fin de vie.

4. Accompagnement de l'enfant, de sa famille ou de son entourage.

5. Prise en charge des enfants décédés et soutien de la famille ou de l'entourage.

6. Notions législatives et réglementaires (transport des corps, dons d'organe...).

Enseignement clinique

Stages identiques

Médecine ou chirurgie (4 semaines) ;

Maternité ou pédiatrie ou structure d'accueil des enfants de moins de six ans ou structure accueillant des enfants atteints d'un handicap (4 semaines) ;

Structure extra-hospitalière ou psychiatrie (4 semaines).

Au cours de l'un des stages identiques, l'élève aide-soignant devra effectuer au moins deux jours de stage dans un service de stérilisation ou dans un secteur d'hygiène ou dans un bloc opératoire.

Stages spécifiques « aides-soignants » :

Médecine ou soins de suite et de réadaptation (4 semaines) ;

Chirurgie, urgences, réanimation ou soins intensifs (4 semaines) ;

Structure extra-hospitalière ou psychiatrie (4 semaines) ;

Gériatrie (4 semaines).

Dans le cas où le stage identique a été effectué en structure extra-hospitalière, le stage spécifique devra être réalisé en psychiatrie et inversement.

Stages spécifiques « auxiliaires de puériculture »

Pédiatrie ou chirurgie pédiatrique (4 semaines) ;

Maternité ou pédiatrie (4 semaines) ;

Pédopsychiatrie ou service accueillant des enfants atteints d'un handicap ou structure d'aide sociale à l'enfance (4 semaines) ;

Structure accueillant des enfants de moins de six ans (4 semaines).

Au cours de l'un des stages spécifiques, l'élève auxiliaire de puériculture devra effectuer au moins deux jours de stage dans un secteur de biberonnerie ou de diététique infantile.

Achevé d'imprimer en juin 2006 par Normandie Roto Impression s.a.s., 61250 Lonrai
N° d'impression : 061526 – Dépôt légal : juin 2006 – *Imprimé en France*